こんなになおる!!
Dr.町のペインクリニック

200以上の病気を癒して快適人生

医学博士
町　　俊夫

星　和　書　店

Seiwa Shoten Publishers

2-5 Kamitakaido 1-Chome
Suginamiku Tokyo 168-0074, Japan

まえがき

日本の戦後を振り返ってみると、その時期その時期の病気が日本の経済復興や生活環境の変遷と深い関係を持っていることがわかります。生活が貧しかった時代には栄養不足や衛生状態が悪く感染症がはびこりました。

その後、経済の発展と共に衛生環境が整い良い薬の発明もあり感染症は減少し、次は人間のエゴが生むような添加物などによる病気が出現する時代がありました。加えて日本人の食生活や生活環境そのものに由来するような病気が出てきました。

今、生活習慣病と呼ばれるような病気が我々の回りにあふれ、予防医学が叫ばれています。健康診査を受けることで心臓や血管の病気、脳の病気、内臓の病気、がんなど多くを早期に発見し治療を開始できます。

このような幸せな時代になり世界一の長寿国を続けているにもかかわらず、いや長生きできる時代だからこその悩みがあります。それは身体のあちこちに起こる老化現象です。死につながるような恐ろしい病気に対しての予防を万全にしても老化は確実に近づいてきます。

そして自分が気にしていなかった臓器すなわち骨や筋肉の老化に気づくのです。ようやく時間と小金がたまって自分の時間が持てるようになったとき、旅行やスポーツができない腰や関節の病気になってしまうのです。

人間の身体のなかで、骨や関節や筋肉に関係した病気は直接すぐ死につながったり生活を脅かすものではないため、今まで予防医学の面から真剣に討議されてきませんでした。そのため自分が動くことが好きな人や時間に余裕があり戸外で活動できた人たちは自然とこれらの臓器が壊れないように予防していたことになりますが、反対に仕事が事務職で動くことが少ない人や運動嫌いで過ごしてきた人たちはある年齢になるとこれらの病気が突然起こってきます。そして慌てて病院に行くと老化現象で仕方がありませんといわれてしまうのです。

この本では、今の日本人の生活環境から起こってくる病気を考え直し、予防を含めてどうしたらこのような状態にならずに済むか解決策を示しながら解説しました。特に私の専門である「ペイン・クリニック」が解決に大いに役立つお話をしました。医療費の高騰が叫ばれるなか、コスト・パフォーマンスに優れ、重装備の医療機器も必要のない「ペイン・クリニック」の驚くべき効果を知っていただく一助になれば幸いです。

この本を通して老化によるさまざまな疾患などにも対応できる「ペイン・クリニック」にご注目いただきたいのです。「ペイン・クリニック」はあまり世間では知られていませんが、高齢化に伴う運動器の病気が増え、ストレスに伴う諸症状が年齢を問わず発症する時代に、これらの症状に対応する診療科目として実は「ペイン・クリニック」にぜひ注目してほしいと重ねてお願いいたします。

二〇〇三年六月

元麻布クリニック院長　町　俊夫

もくじ

第2章　痛みは何を語っているのか……59

第4章　ペイン・クリニックと精神医学との連携……125

第1章　人を診る医療を考える

★現代人は「ストレス」に悩まされている

身体や心への負担が増え続けている

現代はストレス過剰の時代です。「ストレス」は身体に対して悪影響を与える場合が多いと考えられており、現代人が悩まされる症状のなかには、ストレスが原因と考えられるものが少なくありません。

ご承知の方が多いと思いますが、ストレスは英語で「stress（圧迫）」のことです。今では半ば日本語として使われています。このストレスは、一九三六年、カナダのセリエという心理学者が提唱した考え方です。

セリエは人がストレスを受けると肉体的、精神的に防衛反応を示すとしています。ストレスとは、言葉の印象としては人間関係や仕事の悩みなどによって引き起こされる精神的なダメージを連想される方が多いと思いますが、それ以外にも寒さ、暑さ、激しい運動なども含まれます。また、身体の老化をもたらすものとして最近話題にされる「活性酸素」も広い意味でストレスといっていいでしょう。医学的にいえば、心身に影響を与える内外の刺激（ストレッサー）によって引き起こされる一連の生体防衛反応を「ストレス」というわけです。

心や身体に強い負担をもたらすストレスは、いろいろな要因が考えられます。

たとえば寒暖などの肉体的な負担のほか不安や恐怖といった精神的な負担があります。仕事や家庭生活はいうまでもなく、通勤電車でも、またニュースを聞いていて不況や倒産などの嫌な話のほか自殺などの事件が耳にはいり、そうした事件がストレッサーとしてわが身にふりかかったらどうしようかと心身の機能を乱すのです。

これらの負担いいかえれば心身に対する好ましくない刺激に対して身体はショックを受け、これに対する反ショック（抵抗）を繰り返します。これは一種の防御反応ですが、その結果として疲労をもたらします。そうしたプロセスをへて、防御機能が崩れてやがて心身における症状というカタチの反応が起こるのです。

心身の不調や症状にはストレスが関係している

ストレスによる刺激は体内でどのような経路で伝わるのでしょうか。

私たちが心や身体にストレスを受けると、その刺激は間脳の一部である視床下部に伝わります。視床下部は「自律神経」の中枢部分ですが、ここに伝わった刺激は自律神経の働きにさまざまな影響を与えます。

「自律神経」というのは人の意思にかかわりなく体温や呼吸、脈拍、血圧、発汗、睡眠、排尿など身体の多様な機能が正常に働くようにコントロールする重要な機能を担っています。ちなみにこの自律神経が人の意思で動いたり止まったりしたら大変です。命は自分の意のままです。仮に生きる気持が萎えればたちまち呼吸が止まってしまい、いとも簡単にこの世とおさらばになってしまいます。

この自律神経の働きを担う器官の一つを「交感神経」といいます。自律神経に影響する外部からのストレス刺激は、交感神経を緊張させます。交感神経が緊張すれば自然に自律神経が活発になります。これは脈拍や血圧を上げる働きをします。一方、緊張を抑えるのが自律神経のもう一つの器官である「副交感神経」です。これは高ぶった脈拍や血圧を沈静化させる働きをします。

今、人々を取り巻いている複雑な社会環境や生活環境というものは、日常生活におけるさまざまな悩みや身体的な苦痛すなわちストレスをもたらしますが、人はそれらのストレスから交感神経を緊張させることによって心身を守ろうとしています。

通常のストレスであれば交感神経をある程度緊張させれば、心身は正常な状態を保てます。しかし、ストレスが過剰にかかったり、長時間にわたって緊張が続いた場合、交感神経が緊張しすぎて自律神経の機能に支障が生まれます。諺にも「過ぎたるは及ばざるが如し」といいますが、度を超すと何も手当てをしないのと同じことで、悪い結果に陥ります。

いいかえれば自律神経のバランスが崩れてしまうのです。そのために身体のさまざまな部分が不調に見舞われます。たとえば血圧や睡眠、胃腸の消化、排尿・排便などに障害が現れます。そうした症状の典型が自律神経失調症です。現われる症状は自律神経のアンバランスに起因するものであり、何らかのストレスが関係していると考えていいと思います。

―ストレスが心身にもたらす影響（図）―

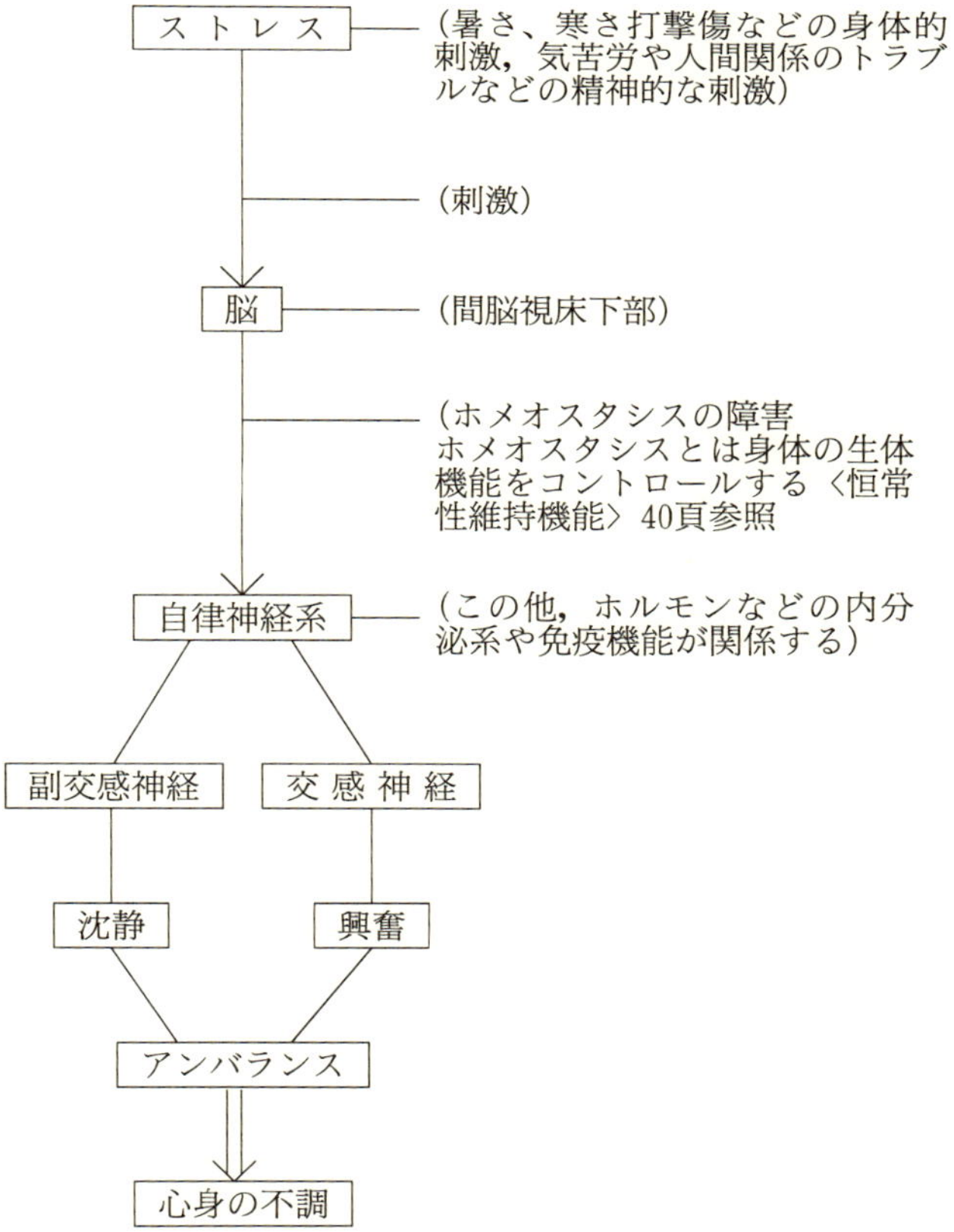
ス ト レ ス
（暑さ、寒さ打撃傷などの身体的刺激，気苦労や人間関係のトラブルなどの精神的な刺激）
（刺激）
脳
（間脳視床下部）
（ホメオスタシスの障害
ホメオスタシスとは身体の生体機能をコントロールする〈恒常性維持機能〉40頁参照
自律神経系
（この他，ホルモンなどの内分泌系や免疫機能が関係する）
副交感神経
交 感 神 経
沈静
興奮
アンバランス
心身の不調

★心身を柔らかくする治療をもっと評価する

ペイン・クリニックとメンタルケアが果たす役割に注目してほしい

過剰なストレスにさらされた状態に起因する心身の障害は身体のいろいろな箇所に痛みを起こす場合もあるし、不思議なアレルギーを起こす場合もあります。身体がさまざまな拒否反応を起こすわけです。

しかし、注意していただきたいのは、現代医学における最先端医療の検査機器をしてもそうした身体の異常が見つからないことがあるのです。考えてみればまったく奇妙な話です。皆さんは何も異常がないといわれたのに、痛みやしびれなどの症状を感じたことはないでしょうか。すでに耳にされていることとは思いますが、こうしたタイプの症状のことを専門的に「不定愁訴」といいます。

検査で異常がないのに具合が悪いのですから、これほど扱いに困るものはありません。なぜこうした症状が出るのかといえば、多くの方がストレス社会に生きているからです。そうしたなかで何がいちばん大事かというと、何らかの方法を使って心身ともに柔らかくするということではないかと思うのです。

心身を柔らかくするというのは、単に心をゆったりとするといった抽象的な問題ではありません。もっと具体的、実践的で、かつ効果的な二つの方法を提案したいのです。いずれの方法についても、くわしくは後述しますが、ここでそのアウトラインについて要約しておきたいと思いますので、ぜひ頭に入れておいていただきたいと思います。

その一つが「ペイン・クリニック」です。

ペイン・クリニックというのは主に痛みを治療する診療科で、内科や外科のように皆さんによく知られた診療科ではありません。また目下のところ「ペイン・クリニック科」は厚生労働省から認知された診療科（標榜科といいます）ではありません。しかし、前出の不定愁訴をはじめとした多くの症状に対して大きな治療効果を発揮するのです。

もう一つ注目していただきたいことは「メンタルケア」です。

痛みは人間にとってとてもつらい症状です。身体の痛みが長く続くと精神的に落ち込んだり、生活の張りを無くしたり、自律神経の変調をきたしてくることがあります。このような場合に精神的なサポートすなわちメンタルケアが必要です。

メンタルケアには特に患者さん自身による回復への努力が重要です。そのうえで大きな役割を果たすのが心療内科です。

心療内科は、単に身体の異常だけでなく、家庭や仕事などのほか世の中との関係を含めて、心理的な面から総合的にアプローチする医療を行ないます。何らかの心理的・社会的要因（ストレス）が、身体的症状を引き起こしたり悪化させたり、さらに症状の回復を遅らせる場合に効力を示します。

具体的な症状としては頭痛、腰痛、摂食障害、気管支喘息、高血圧、狭心症、心筋梗塞そして糖尿病、自律神経失調症、更年期障害などがあります。さらに心の症状であるパニック障害、軽度のうつ病などが対象となります。

心療内科では、たとえば「うつ症状」の場合などには抗不安薬・抗うつ薬などが使用されます。しかし、これは対症療法です。そのためこの他に長年の生活で身に染みついた悪癖に対しても行動や思考パターンの改善を行ないます。さらにリラクゼーションを通して、慢性の緊張感やストレスからの解放を図る治療を行ないます。

さらに心療内科と前出のペイン・クリニックと併用する治療が大きな効果を発揮すると考えられます。

西洋医学の対症療法には限界がある

自律神経とりわけ交感神経の緊張緩和は身体と心の両面から非常に大切で、大きな治療効果を現します。そのポイントは心身を柔らかくする治療や努力ですが、では、積極的に医師や患者さんの努力を助けるために、何が求められているのでしょうか。

残念なことですが、現代医療のなかでは積極的に助けるということが難しいという印象があります。

現代医療は「西洋医学」が基本となっています。西洋医学は、従来、検査などにより悪いところを特定して、それを診断したうえで、その患部を治療するという方法です。これは根本治療につながる場合もありますが、「対症療法」で終わってしまうことが数多くあります。

いうまでもなく西洋医学には多くに優れた面がありますが、実は問題点もあるのです。一概にいえませんが、「西洋医学」はややもすれば患部だけに目を向けがちになります。見方を変えれば、身体全体がどのような状態になっているかについてあまり診ない傾向があります。

たとえば高血圧の場合、一般的には血圧を下げる治療や薬を処方するはずです。これは対症療法ですから一時的に血圧を下げたとしても高血圧を起こした身体のしくみが治ったわけではありません。

多くの場合、高血圧は自律神経の不調すなわち交感神経の過剰な緊張が関与していると思われますから、交感神経の緊張を和らげる方法をとるといったように身体のしくみを治療しなければ、すぐに再発します。

もう一つ例を申し上げましょう。虚弱体質の場合、風邪をひきやすくなります。そうした体質の人が風邪をひいた場合、咳や発熱など表に現れた症状のみを対症療法で治療して一時的に治ったとしても、風邪をひきやすい体質が変わったわけではありません。この場合、症状の改善のための治療に加えて、風邪をひきやすい体質を改善する治療を施せば、その後の経過が違ってきます。

東洋医学の考え方について探る

以上のような治療に対する考え方は東洋医学ではごく一般的です。

私がなぜこういうことを感じるかというと、治療の際に西洋医学と同時に東洋医学的な考えをいつも持っているからです。東洋医学では、たとえば風邪をひいて西洋医学の薬を使ってもなかなか症状が取れない場合に、自分自身が持っている免疫力、体力の低下が原因と考え、これを向上させ風邪をぶり返さないように、たとえば「柴胡剤」という漢方薬を使います。これは強いていえば病気にならないような身体をつくるという予防医学的な考え方です。

中国では、代々高血圧の家系があるとすれば、長期にわたってそれに適合した薬を飲み続け、何代もかかって治していくのです。ある意味で予防医学になるわけです。こうした考え方が西洋医学にはありません。

東洋医学の考え方は症状を治す主体はあくまで本人の身体です。当たり前のように聞こえますが、治療の主体は、身体で医療は患者さんの病気回復を助けて、それを補う役割を担うのです。

東洋医学では、人の身体には多数の「経絡《けいらく》」というものがあって、経絡に沿った治療をして、「気の滞《とどこお》り」を取ってあげるという考え方があります。経絡というのは俗にいわれる「ツボ」をつなぐ線のことです。人の身体の多数のツボはさまざまな臓器と関連しているとされています。

このツボは器官として顕微鏡で確認されているわけではないのですが、おそらく自律神経の神経伝達物質を受け渡しする受容体（レセプター）がある場所ではないかと想像されます。ツボの数は「三六五」あるといわれています。もちろんこの数は一年の日数を模したもので、その数が多いという意味で象徴的なものです。気というのは強いていえばツボをつなぐ線を流れる神経伝達物質に譬《たと》えられるものという解釈が可能ではないかと思います。

経絡には体内の臓器を基準にした「経《けい》」というものがあって、生命活動を司っているという解釈です。

たとえば肺が弱い人というのは「肺経が弱い人」ということになります。もし肺の具合が悪い場合は、肺経のところにあるツボを取って、その肺経の気の流れをよくしてあげるということが治療になります。ですから肺経に連なる一部の器官に患部があった場合、患部だけを対症療法的に治療しても身体が回復したということにはならないという見方をとることになります。

注意していただきたいことがあります。それは東洋医学は理論を前提として治療法を推論するのではなく、経験に基づいて治療法を考えるという点です。たとえば前出の経絡は自律神経の流れに沿って「線」があると思われますが、なぜそういう線を見つけたかというと、たまたま特殊な体質の人がいて、ツボの部分だけ汗をかくとか、皮膚の色が変わるようなところがあったりします。そうした炎症部分や患部に対して多くの専門家が長い年月をかけて経験的に治療法を見つけていったわけです。

多くの経験の積み重ねをへて、生命活動の鍵を握る箇所を特定し、それらの集まりがつながったものをツボと考えたのではないかと思います。この考え方から炎症部分や患部を治すという考え方と、もう一つは予防的に身体づくりをするという両方の考え方が導かれたのではないでしょうか。

ですから、たとえば胃の話でいうと、いつも胃がもたれている、いつもゲップが出る、胸焼けがするとか、ちょっと油っこいものを食べるとすぐ胃がもたれそうだとか、胃酸が多いとか、ガスが多いとかいろいろ症状がありますが、それを通して結局、胃が弱いという判断に行きつくのです。

これは症状を集めた症候群というのですが、それは経験による診断で、体質の診断といってもよいと思います。症候群というものができあがると、それに対して「証《しょう》」ができるわけです。この証が決まれば治療になります。そこで不定愁訴をかかえた人でも、その自覚症状を聞いて、この人はそういう体質すなわち「証」がこうだということが決まります。そのうえで薬の処方が決まり治療になるのです。これが東洋医学の基本的なアプローチです。

★これからは垣根をはずした診療が不可欠だ

患者の視点で「不定愁訴」にもっと注目しよう

先に不定愁訴について触れましたが、これに悩む方が実に多くおられるのが現代人の特徴ではないでしょうか。これをより深く理解することは現代人の悩みの多くを解消するカギでもあります。繰り返しになりますが、健康診断をしてどこも具合が悪くないよといわれても、調子が悪く、さまざまな症状が消えない、これが不定愁訴の際立った特徴です。

これは人間の身体がどこかでひずみを持っていても、それに気がついていないことが多いと思われます。ご本人が自覚していないだけで、身体は何かを訴えているわけです。しかし人間は自然とかかわる生活から遠ざかり、人工物のなかで生活するにしたがって身体が発信するシグナルに鈍くなっているのです。

これに付随して、現代人は健康診断以外の基準に対して、科学的な診断ではないと頭から思い込んでいて、なおさら不定愁訴が発見されにくくなっています。

科学的な診断の典型と思われているレントゲンとかＭＲＩ（磁気共鳴影像装置＝Magnetic Resonance imaging）といった画像診断装置にしても調べられる範囲というのは非常に限られているのです。もちろんそうした検査は病気の診断や予防として否定してはならないと思います。しかもそれによって助かる場合もたくさんあるのです。やはり定期的に検査をする努力が必要です。

しかし、そうした検査で正常値範囲の場合は仮に身体の状態が悪くても異常がないといわれるわけです。これでは素人としていつまでも疑うわけにもいかなくなるということです。医師もそのデータを見て、これは問題ないという話になってしまうので、話はそれで一件落着となってしまいます。そうなると結局のところ診断がつかない西洋医学では症状を治す手立てが最初から見つからないわけです。

一方で、東洋医学ではデータ以外のいろいろなアプローチから診断する方法を採用します。たとえば脈を見るだとか、お腹をさわってみるだとか、それから皮膚の色を見るだとか、舌を見るとかさまざまな試みをして、治療の可能性を探ります。これは結果として治療のチャンスを広げるのです。

要は西洋医学と東洋医学のどちらか一方に偏るのではなく、両方からの診断をして、両方からの治療をするといいのではないかと私は考えます。それも臨機応変に対応する必要があります。

なぜなら、急性病などで、外から見て東洋医学的に見ても悪いところないけれども西洋医学の目で検査してみたら悪いことがあるという場合も逆にあるからです。

不定愁訴では、西洋医学では病気として見られない症状が多いということです。たとえば不定愁訴の典型症状である肩凝りは西洋医学では病気と考えられていません。ところが本人はつらいわけです。そこで東洋医学から見るといろんな要素で肩凝りの原因がわかるのです。結局のところ西洋医学と東洋医学の両方から診て、どのような治療ができるのか、できることをすることが最善の方法です。

縦割りの診療体制を改革する必要がある

ひるがえって考えてみると、現在の診療体制は診療科目ごとにあまりにも縦割りになっていて、多くの医師が自分の専門外の症状や病気に手を出しにくい状態が見られます。

早い話、内科、外科、婦人科、小児科などいずれの診療科もお互いにあまりつながりがないわけです。また専門化が臓器別になっていることも相互のつながりを妨げる一因かもしれません。心臓専門と肝臓専門では専門化が進みすぎて、お互いにわからない面もあります。

だから診療科の壁を越えて患者さんの症状を総合的に診られる医者があまりいないのが実情でしょう。もちろんそうした診療体制について多くの医療関係の方が反省しています。最近、反省の証として大病院で「総合診療部門」を設置するケースが増えています。これは患者さんが病院にいって何科で診察してもらえばいいのか迷わないようにする配慮です。

しかしそうした配慮がまだ足りない場合も多いと思われます。そうすると患者さんとしてはどういう訴えをどこでしていいかわからないと思います。同じ肩こりなのに内科にいったり、婦人科にいったり、整形外科にいったりするケースが出てきます。患者さんにとって、その手間は大変です。それは専門化が進みすぎて、ばらばらで診るからです。

そうではなくて、これからはますます「全人的医療」という考え方が必要だと思います。なぜなら患者さんは訴えをいろんなところに持っているからです。

たとえば腰が痛いという患者さんがきたとしましょう。もし総合診療を前提として考えれば、最初に整形外科的にレントゲンを撮る、精検する、いろんな問診をする。そうするとこれは多分、腰の病気だろうなということが推測はつきます。そのうえで的を絞った治療ができる専門医を紹介することになります。

ところが「腰が痛い」という症状の裏にたとえばその患者さんが冷え性だったとか、生理不順になるだとか、胃が弱いだとか腸が弱いだとか、便秘がひどいとか、そういった諸症状が隠れていたとしても、整形外科の医師は専門外なので手を出さないかもしれません。

ところが実は本来、その患者さんの腰痛を起こしている原因としてもしかしたら「冷え性」があるかもしれないのです。また冷える環境での生活が「冷え症」をおこし、それが引き金になって、たまたま「ぎっくり腰」を起こしたということもあるわけです。そうした場合、従来の縦割りの診療体制を改革して患者さんをトータルに診る考え方があれば症状の大元を突き止めて治療ができるのです。このような考え方を前出の「全人的医療」と呼んでいます。

患者さんをトータルの人間として全科のいろんな方向からの質問なり、いろんな検査を行なって診察すれば、もうちょっと広い意味の根本的な治療ができる可能性があるわけです。これは他の全部の病気に当てはまるのではないでしょうか。

しかし目下の状態では、全科を診ようというような考え方はありません。全部チェックしましょうということには制度上の問題の他、効率性や医療費の問題もあるので、解決すべき課題が多いと考えられるからです。

しかし、仮にそうした障害があったとしても、これからは少しでも変えていく必要があります。すなわち診療科の枠を外して、トータルの人間をどのようにして治したらいいかという考え方が求められます。

★ペイン・クリニックが果たす役割を解明する

痛み、過敏症、うつ症状に回復のチャンス

ペイン・クリニックはその名のとおり「ペイン＝痛み」を治療する診療科です。ですから腰痛や肩こり、頭痛、神経痛などの痛みを治療する診療科ということになりますが、実は痛みだけではなくて、その他「しびれ」や「めまい」といったものからメンタルな面に関係する症状にいたるまで、その治療範囲は非常に広いと考えています。これらの症状は痛みとは違いますが、不快感をもたらす点ではまったく同じです。

たとえば「不眠症」がそうです。またもっと重い症状なら「うつ病」もそうです。それから痛くなくても身体が過敏な反応を示す症状も対象です。たとえば「過敏性腸症候群」といって、すぐ下痢をしてしまう病気もあります。

実は、そういった病気は自律神経がからんでいるものが多いのです。

自律神経の不調は非常に不快な症状を伴いますが、それを引き起こす原因は自律神経の一つ

である交感神経の異常な緊張にあります。これが多くの現代病の要因であり、すでに触れたように、実に多くの方が悩んでいるのです。

すでに申しましたがストレスによるさまざまな刺激は間脳の視床下部に集まります。視床下部には自律神経の中枢がありますから、ここに過剰な刺激が加わると、身体に支障をきたします。これは交感神経の過剰な緊張に他なりませんから、血管の収縮をまねき、血行障害をもたらします。特に体内の末梢血管で大きな障害をもたらします。

これは体内の血のめぐりが悪くなることですから、老廃物などの代謝が滞りますから弱い器官に障害が現れます。頭痛になったり尿が近くなったり、女性では生理不順になります。人によって症状はいろいろです。

ですから皆さん、いろいろ本を読んだり勉強して、医師のところに行っていろいろなことをやって治療しているわけですが、どこもまちまちなことをやっています。それで上手く治る人もいれば、なかなか上手く治らない人もたくさんいます。

そうした症状に対して、何よりも交感神経の緊張を和らげてあげる治療が、症状回復の最も有効で安全な方法なのです。これができる治療はペイン・クリニックであり、回復のチャンスが期待できる貴重な治療法といってよいと思います。

有効な治療手段は特に「星状神経節ブロック」にある

ストレスで緊張を強いられる現代人は自然のなかで心身を癒したり、リラックスしたいという欲求をもっています。が、多くの人はなかなかそういう時間的な余裕を持てません。お金の問題やいろんなことで余裕のない場合が多いと思います。そこで月一回温泉にいってのんびりしたひと時を過ごすことになりますが、そのときのリラックス気分は何ものにも替えがたい快さでしょう。

結局のところ、痛みに対して日常的にできることはたとえば薬です。痛み止めや不安、緊張を緩和させるための「精神安定剤」だったり「抗うつ剤」だったりします。しかしこれらは対症療法ですから、症状の根本的な回復はなかなか望めません。さらに長期的に服用するようになれば、習慣化して、そうした薬に頼らないと生きられなくなるかもしれません。しかも場合によっては薬による副作用の危険に見舞われるかもしれません。

こうした悪習から脱皮しないと本当の意味のリラックスは望めません。実はその方法がペイン・クリニックの治療です。

ペイン・クリニックで行なう治療の大きなウエイトは具体的には「神経ブロック」なかでも「交感神経ブロック」が占めています。ご承知と思いますが「ブロック」とは「塊」のことですが、もう一つ「遮断する」という意味があります。ですから「神経ブロック」は「神経を遮断する」治療のことです。もっといえば「痛みが伝達する経路を遮断（ブロック）する」治療です。とりわけ「交感神経ブロック」は自律神経の過剰な緊張を和らげるうえで重要な働きをします。ここに特徴があります。

「交感神経ブロック」治療でとりわけ注目して欲しいのは、特に首のつけ根にある「星状神経節」をブロックする方法です。この箇所への治療が交感神経の緊張を和らげる最も効果的な方法で、そのために「星状神経節ブロック療法」ともいいます。

「星状神経節ブロック」は自然治癒力を高める

ここで皆さんに注意していただきたいことがあります。皆さんは単に痛みを取るだけなら鎮痛剤でいいではないかとお思いではないでしょうか。しかしそれは大きな誤解です。

交感神経ブロックは医療上、実に重要な価値を持っています。結論から先にいえば「星状神経節ブロック」が人間の自然治癒力回復を強く助ける働きがあることです。

人間（生体）は生まれながらに「恒常性維持機能」（ホメオスタシス）というしくみを備えています。このしくみは体内における変化に対して、それを元の状態に戻そうとするしくみのことです。

たとえば病気になって体内の器官に異常な変化が起きた場合、異常な変化に見舞われた器官を自動的に元の正常な状態に戻そうとします。このしくみがあるからこそ自然治癒という生体現象が起こるのです。またホメオスタシスは広い意味の免疫機能という解釈もできるでしょうが、このしくみには間脳の視床下部が深くかかわっているのです。この視床下部は生命に不可欠な機能である「自律神経系」、「免疫系」、「内分泌系」をコントロールしています。

ところが過剰なストレスによって自律神経に障害すなわち交感神経の緊張による血行障害が発生すると、ホメオスタシスを機能させるエネルギーの供給ができにくくなり、そのしくみが維持できなくなります。

ここで「星状神経節ブロック」治療をすれば、交感神経の緊張を和らげるので、血行障害を取り除くことができ、ホメオスタシスのしくみを機能させることができ、結果として自然治癒力を高めるのです。自然治癒力が高まれば、諸症状は自ずと緩和されていきます。

「星状神経節ブロック」治療は生体に不可欠な機能のコントロールを正常に戻すことですから、症状を一時的に抑える鎮痛剤などによる対症療法とは根本的に違うのです。そこにこそこの治療法の意味と価値があります。別のいい方をすれば、不定愁訴のような症状が起こりにくい身体づくりをするということです。

「星状神経節ブロック」は副次的な効果が多い

「星状神経節ブロック」は症状が起こりにくい身体をつくる治療法ですから、その効果は単に患部の症状を和らげるだけでなく、多くの副次的な効果が発見されています。たとえば、私がずっと肩こりの治療をしている患者さんが、知らないうちに風邪を引かなくなった、冷え性が治った、昔どうも胃腸が弱くてすぐ下痢しやすかったが、もう全然しなくなった、そういう話がいろいろ出てきています。

そうした現象は「交感神経ブロック」の副次的効果として注目されているのです。

もちろん、最初はラッキーだっただけという解釈もありました。これは実はラッキーだったのではなくて、誰もわからなかったのです。

ペイン・クリニック界の大恩師である若杉文吉先生（現武蔵野病院名誉院長）のお話で顔面神経麻痺の治療をずっとやっていたら、意外なことに春になって花粉症が起こらなかった、どうしたんでしょうねという患者さんがいたのです。もしかしたらそれにもいいのかもしれないというので、花粉症に対して「星状神経節ブロック」治療をやりだしたという逸話があります。花粉症への治療をやりだしてみると、実際やっぱりよくなったという患者さんがたくさんでました。いうまでもなく治療は一回ではなくある回数やらないといけないのですが、治療を続けてみると花粉症がでにくくなる体質に変わったというわけです。

花粉症というのはアレルギー症状の一つです。これに連なる症状にジンマシンがあります。サバを食べてジンマシンがでると、これはいけない、悪いものだとわかります。アレルギーは危険物を警告してくれる警戒警報であり、免疫反応でもありますから、生体にとって必要な反応です。一種の生体防衛反応です。

ところがこの反応が不必要に起こったり、いろんな生活に支障を及ぼすのがアレルギー性鼻炎や花粉症なわけで、これは悪いアレルギーだからです。悪いアレルギーとは過剰なアレルギー反応で、交感神経を過剰に刺激して本来の免疫機能に支障をもたらすのです。生体防御も度を越せば身体を逆に痛めるのです。

ではどうしたらいいのでしょうか。花粉が来ても大丈夫な身体にする治療が求められます。これを可能にするのは「星状神経節ブロック」治療に他なりません。なぜなら「星状神経節ブロック」治療ならば、免疫機能を司る間脳視床下部の働きを正常な状態に戻すからです。

「星状神経節ブロック」は生活の質（QOL）を上げる

痛みにしてもアレルギーにしても、身体に異常があると人間は気持が萎えるものです。これは普段の生活をつまらなく感じさせます。これはどなたでも理解できる自然な解釈ではないでしょうか。

最近、よく話題になりますが、これは「生活の質」（Quality of Life＝以下QOL）に直接的に悪影響を及ぼすのです。たとえば痛みが日々の生活を味気なく、実りのないものにしてしまうということです。はっきりいえば痛みがQOLを非常に下げているといえます。これは痛みによって生活における活動や楽しみがいろいろ制限されるからです。また仕事の能率が上がらないなどいろんなことが起こります。

痛みによるそれらの制限や不自由は、ご本人の生活を制限するのですから、個人レベルで損失をもたらします。それだけでなく、本来は働ける状態なのに働けない危険を招くのですから会社にとっても損失だし、もっと広げて見れば日本にとっても、経済にとっても損失を伴うのです。

これは決して大げさな話ではありません。そういった症状で多くの働き盛りの人がQOLを下げれば、単に個人的な問題ではなくなって、損失のスケールが拡大します。産業や文化を支えるパワーも減退するわけです。それは明らかに社会的な損失です。

そういった意味で、痛みなどの症状をとる「星状神経節ブロック」治療は多くの人を心身の悩みから解放してくれます。痛みを取ることが個人レベルに止まらずに、家族や会社そして社会など、その周りの環境に対して貢献するのです。これからはそういった点から痛みなどの諸症状に対する治療を考えていかなければならないのではないでしょうか。

★医師と患者さんのあるべき関係を考える

医師と患者さんは何でもいえる関係が正しい

これから述べることは医療一般に当てはまることだと思いますが、医療に対して実に多くの方がかかわり、多くの患者さんが苦しんでいるにもかかわらず、医療現場での医師と患者さんとの隔たりがまだまだ大きいという印象を受けます。

表向きに出すことはないのでしょうが、医療側というのは患者さんを診てやっているという発想があったわけです。これはある意味の医者のおごり、医療サイドのおごりがあり、今も解消されていない面があるのではないでしょうか。そういった医療側の発想があって、一方の患者さんの側には、病気を診ていただくというような、少し引き下がった意識があるのではないでしょうか。

医師と患者さんのこうした関係は非常に弊害があるわけです。

これを変えるために、一つは情報公開が必要です。知る権利といっていいと思いますが、それは患者さんが情報がほしいと自然なカタチで口にすることです。医師としては、一方的にいうのではなく、患者さんの意見を汲み上げて、それに対して納得のいく話をする。昨今、「インフォームドコンセント」ということがいわれていますが、これは治療に対する医師の説明による患者さんの合意です。

それに伴って、誤解を恐れずにいえば、逆の意味で患者さんのほうにもかなり反省すべき点があります。医師に助けていただくというような考え方やもう医者は選べないんだというような意識を改めることが必要です。出会った医者に対して文句も言えないだろうという意識を止めるだけでなく、また文句をいうと治してくれない、医師に邪険にやられたら嫌だとか、そういう感覚を大いに反省してほしいし、そうした意識から脱することが重要なのです。もちろん医師とケンカするわけではありません。が、意見をいったからといって機嫌を悪くする医師がいるとすれば、その医師は医療の新しい流れを知らないということです。

患者さんの立場でいいましょう。いうまでもなく患者さんが医療について特にわかっていないというのは当然だと思います。ですからもし身体に病気があって治療をすることになったとき、治療の前に、人間対人間の関係で話をするという前提を確認することです。

専門的なことに関しては、当然、医者は専門的な知識を持って話をするわけで、これは当然なことですが、それに対して患者さんは素朴な質問をぶつけたり、いろんな質問をするなりして、納得のいく返答をもらうのです。治療に関しても治療方法のほか、いろんなことに関して選択肢を持ってよりよい関係をつくることを優先すべきです。そうして、もしその医師との関係がダメだったら、もっといい出会いができる先生を選択できるチャンスがなくてはなりません。これからは患者さんが医療を選ぶ、医師を選べる時代になってきたといわれています。

逆にいうとそれがあるからこそ医師のほうも努力するし、変なサービスという意味ではなくて、いわゆる専門的な医学プラス医師としての人格も含めて医師の腕を磨いていかなくてはいけないと自覚するのです。

患者さんは、何よりもご自分が何を一番訴えたいかということを確認したうえで、絶対いわなければいけません。いわゆる自覚症状も含めてです。

患者さんはご自分の症状をメモなどで整理してみる

もう一つは医師の診療時間が少ないという事情があります。一般に三分診療とよくいわれますが、もし患者さんが医者と話す時間がもっとあれば、患者さんもしゃべることができるし、医者も思っていることをいえると思います。しかし、なかなかそれができない。そうした余裕のない状態が積み重なって結果として、「病気を見て人を診ず」になってしまうのではないでしょうか。

その解決策というのは一口でいえないのですが、たとえば、患者さんに自分の病気の経過と症状を書いてもらうのも一法です。患者さんがご自分の症状に関するレポートを書いてくるのです。

これは病院で行なっている方法ですが、医師が必ず問診表をつくっておき、患者さんに記入してもらうケースもあります。注意したい点は、一つの病気ないし症状だけでなく、気にかかる症状についてすべて記入してもらうことです。診療を受ける病気とは一見、関係ないような肩こりや冷え性とか、そういったどちらかというと今の病気と直接つながらないだろうと思うことも全部含めた質問をつくっておくことが大切です。これらの情報は医者側としては治療の参考として必要な情報です。患者さんの側としては「なんでこんなこと必要なのかな」と思うようなことでも重要なのです。

実際の診療は三分診療であっても患者さんの持参するメモ、病院側の問診表など、コンタクトやコミュニケーションの取り方は、いくらでもあるのです。

また、患者さんに注意していただきたいことは、病気になるとどうしても夢中になってしまい、「私だけが患者」と思い込むことです。お気持ちはよくわかります。それは当然なのですが、そういう考え方はやっぱり捨てなくてはいけないと思います。ご自分の病気を医師によく診てもらうためには、穏やかにご自分の症状を切々と訴える人が結果的にいちばん説得力があるのです。

以上のように診療に行く前に患者さんがご自分の症状や経過そして願望をメモなどでまとめておいていただければ、医師として非常に助かるのです。なぜこういうことをいうかといえばいきなり症状や経過をまとめないで、頭が白紙のまま診療にきても医師に上手く説明できず、ちょっとしたキッカケで感情的になってしまう危険もあり、医師としては患者さんが何を求めているのかつかめないからです。

患者さんがメモとして記す項目は、症状（どこがどう痛むか、また慢性かなど）や経過（いつからどの程度痛んで、それは強まっているかどうかなど）のほか、酒やタバコの量、睡眠時間、既往症（今までどんな病気をしたか）、飲んでいる薬、かかりつけの医師などです。もちろんご本人でなくてもご家族が書いてもいいのです。

よい医師をどう選ぶかが患者さんの課題だ

患者さんの立場からさらに考えれば、これからはよい医師をどう選ぶかが重要な課題になると思います。それが前出の「全人的医療」のキーポイントになるからです。

実際の例で説明しましょう。私の叔父が胃がんの手術をしました。叔父はもともと肺が悪かったり、肝臓が悪い病気を持っていたのですが、外科に入院し、手術をしました。外科の先生は手術の後で、「手術は上手く行きましたよ、経過はいいですよ、胃のほうはいいですよ」と話をするのです。

ところが本人としてはもともと持っている病気も心配ですから、手術後の経過と、今までかかえてきた病気の経過も含めて外科以外の診療科のフォローもしてほしいと考えるのです。すなわちもっと身体全体の経過について聞きたいということです。

ところが外科と内科の先生の間で相互のコンタクトが上手くできていないことが多いのです。叔父はその点について不満を訴えました。すぐには対応してくれません。訴えて反応が返ってくるまでに医師と患者さんの間で行違いが起きるのです。

そういう点では病院の側のシステムに問題があります。そういう不満や文句をいう部署、こうしてほしい、ああしてほしいという話を持っていくセクションがない場合が多いようです。そうなると医師とのコミュニケーションができないことになりかねません。それを打開するためには、もし主治医がいれば主治医に告げる、開業医の場合だったら開業医に訴える。自分の悩みはどんどんもっと積極的にいったほうがいいと思うのです。

患者さんに自覚してほしいのですが、気が許せる医師を見つけるまでは、手間がかかるのです。特に長期の闘病が求められるときは、患者さんとして自己主張し、かつ粘りをもって欲しいのです。その先生の個性、人となりというものがわかる必要があります。これにはそれなりの付き合いが要ります。患者さんが勉強して自分に合った医者を見つけなければだめなのです。それを見つけて自分とハートが合うというか、感性が合う医者を探すことがきわめて大事なのです。もちろんそれは医学の問題とは違いますが、どんな質問をしても気を悪くすることなくいえるというような関係をつくれる医者を見つけるべきです。

「ジェネラリスト」を育てる医師教育が必要だ

そのためには結局のところ「一般医」いわゆるジェネラリストといいますが、人の心理をも含めてある程度広く何でもわかる医者を育てる教育が必要です。残念ながら、今はそういったことに対応する医療制度ではありません。もちろん関係者が努力して、二〇〇四年から制度が変わって、綜合診療を想定した医師育成が始まります。昔のインターンみたいなものが復活して、一応全科回らなければいけないという制度ができるのです。

現状ではたとえば飛行機の中でだれかが倒れたと想定してみてください。心筋梗塞で倒れたとすればその専門医以外、応急手当もできない。また出産しそうになったといっても、産婦人科の医者なら助けられるが、それ以外の専門医は助けられないといった事態が起こりかねないのです。常識的には医師ならいわゆるジェネラルなことは全部やりなさいといいたくなりますが、それがままならないのです。こうした弊害を防ぐためにも制度の見直しが試みられているわけです。

ちなみに、先に触れたインターンというのは、医師国家試験の前に医師の卵が全科の診療を実習した制度です。原則は一年でした。要するに大学の医学部を六年で卒業して、その後一年間インターンというのをやって、それで国家試験を受けたのです。ですから正式の医師ではないのですが、患者さんにさわって直接、先輩の医師の下で治療した実績になります。

しかしその後、正式な医者でない者が実地で治療するのはおかしいんじゃないかという議論があって、結局インターン制度がつぶれたわけです。あれからなんともう三〇年以上になります。そうして今では医師が専門専門に分化してしまったのです。今では急場のときに何にでも対応できる医師がいません。これはいけないということで、厚生労働省も反省があって、ようやく重い腰を上げつつあるわけで、いよいよ乗り出してきたのが前出の制度です。

これは国家試験が終わった後に二年間という教育期間が設定されています。この教育では全科を回ります。全科を回った上でそこから専門医になります。またその後も専門医でなくジェネラリストとなるコースもあります。もちろん選択は自由ということになります。

★患者さんのため真の医療を考える

医師のプラス・アルファの努力に報いるシステムが必要だ

一口に医師といってもキャリアや経験、能力、知識は一様ではありません。さらにいえば医師としての重要な資質である人柄や人格は十人十色です。しかし、現状において患者さんはそうした医師のうち誰に診てもらったらいいのか、適正な判断ができる状態ではありませんし、選択の自由ももっているとはいえません。

これは単に医療情報の公開が不充分で、医師の情報が入手できにくいといった問題もありますが、システムの問題があるように思います。

日本医師会からクレームがくるかもしませんが、私は患者さんにチャンスがあれば、保険以外のお金を払って診てもらうということがあってもいいと思うのです。すべての患者さんが同じ医療費で、限られた医療サービスを受けるのは、一見、平等に見えますが、実は患者さんからより優れた医療サービスを受ける機会を奪う結果をもたらしているのではないかと思います。

すなわち平等という建前は逆の意味で悪い影響、悪い効果を招いていると危惧するのです。

ちなみに企業はさまざまな経営努力によって新しいマーケットを開発し、新規顧客を獲得していきます。そこにはユーザーニーズに応えようとするプラス・アルファの部分における創意工夫が報われるシステムが機能しています。

医療についていえば、すべての人が平等に医療サービスを受けられるというベースに加えて、医師や病院のプラス・アルファの部分における創意工夫に応えるシステムを作る必要があるのです。

すなわち、プラス・アルファの部分で努力した先生方、努力した人達のステイタスとして、ある程度以上の報酬で、その医者にかかる人がいてもいいし、それは認められていいと思います。それで患者さんの側もその医師にかかることができるということによってすごくいろいろな意味で救われる部分がたくさんあるわけです。私はそうした試みは医療の平等性を崩すものではないと思います。

医師のライセンス更新の必要性を考える

医療が患者さんの役に立つうえで、もう一つ考えなければならない問題があります。それは、日本でも医師のライセンス更新が必要ではないかということです。

日本では若いころに一回、医師国家試験に合格すれば一生、安泰です。極端にいえば、その後、医師としてのプラス・アルファの努力を何もしなくても医師としての社会的な地位が保障されているのです。

これは本当におかしいと思います。たとえば医師として五年なり、一〇年なりの区切りで、医師としての資質や能力、努力について公の基準を設けてチェックし、ライセンスを更新していくということは普通だと思うのです。

これからの医師は自分の努力でやらないと、医師会などの勉強会だけでなく、ご自分の努力で研究や勉強をしなければ、時代の流れに合わなくなると考えます。残念ながら、そうではない医師がたくさんいるわけです。そんな努力をしなくても医師としての仕事ができるからです。

ですから、制度・システムとしてのライセンス更新が必要だと思います。そうすれば医師は嫌でも努力や研究をしなければならなくなります。それは結果として、すべての医師のレベルを上げるということにつながるわけです。

医師といえども仏様みたいな人は非常に少ないですし、自分で切磋琢磨して努力するというほうの人が圧倒的に少ないわけですから、医療のレベルを保つためにはやっぱりチェックが必要だし、法的な基準があっていいのではないかと思います。そのうえで、努力した医師にはさらにいい報酬なり、地位が与えられるというのであれば、患者さんとして相応の費用を払う根拠があるのです。

豊富なキャリアや経験を眠らせてはならない

それから、経験豊富な医師の能力をもっと生かす方法を講じる必要があります。大学で教授をしてきたようなすごく能力のある先生が定年となると失職してしまいます。これは非常にもったいない話です。彼らは後進の若い医師たちにとって、大きな知的資産でもあるのです。

某大学ではそういう有能な医師も大学病院に名誉職として残ってもらい、定年後も医療に貢献する制度が設けられています。患者さんがそうした先生にかかるときは予約をとり、費用も別に払う必要があります。そういったお金を払ってでもその先生に診てもらいたいという人がたくさんいます。

そうした状況に応えれば、有能な医師の能力が生かされる機会は明らかに増えます。医師としてのキャリアや経験はいわば社会的資本です。これを活用する制度なりシステムを残すことは社会資本の拡充です。これからの医療のあり方を考えるうえで、見逃せない課題だと思います。

第2章　痛みは何を語っているのか

★痛みは何を意味しているのか

痛みがないと生命は維持できない

症状のなかで痛みは最も象徴的な意味を持っています。痛みの原因はストレスとかいろいろなことが考えられます。が、まず知ってほしいことは痛みが身体にとってどのような意味をもっているかです。

実は、痛みを感じないというのは「無痛知覚症」といい、病気の一つなのです。痛みは神経が伝えてくれる感覚の一つですが、これは病気や症状など身体の異変を警告する重要な役割を担っているのです。ですから痛みを感じないのは逆の意味で症状の一つといっていいのです。

考えてみてください。もし痛みを感じなかったら大変です。生命は生きられません。怪我をしても腹を刺されても、もっと極端にいえば、内臓が腐っても何も感じないのですから、生命体としての機能を維持できないからです。

麻酔と神経ブロックには大きな違いがある

すでに述べましたが、痛みというのは具体的には神経末端で感じて、知覚神経を通って脊髄に行って、間脳を通り大脳に集まります。痛みは実際には脳で感じるわけです。実際に傷などを受けてから実際に痛みを感じるまでに、一呼吸のタイムラグがあります。ですから傷などを受けた瞬間には痛みを感じないものです。

この痛みが伝わるルートと並行するように自律神経が走っています。ストレスによる痛みはその経過のなかで自律神経内の交感神経を興奮させて知覚神経を興奮させるというルートができるのです。これがいわゆる痛みをより強く感じさせ、痛みの悪循環というのを起こす原因です。

ここでご注意いただきたいことは「麻酔」と「神経ブロック」の違いです。

一般の人は痛みは、麻酔してもらえば治るといいます。が、麻酔というのはあくまで知覚神経とか運動神経を麻痺させて手術ができる状態にすることをいいます。もちろん自律神経も麻痺しますけれども、表面的に自分がわかるのは、動かなくなったとか、しびれてしまう感覚です。それが麻酔です。

人は麻酔をしたら動けなくなりますが、我々がやっている「交感神経ブロック」は、知覚神経、運動神経を麻痺させることはなく、痛みを増幅させる作用を緩和させることです。神経ブロックをした後でも知覚神経や運動神経は正常に働いています。その違いをよくご理解していただきたいと思います。

★どこが痛むのかを考える

痛みは患部と無関係な場合もある

今、ストレスの時代です。たとえば多くの人が胃痛を感じます。おそらくあなたはこれを文字どおり胃の痛みと理解されるでしょう。しかしこれが実に曖昧なのです。すなわち胃の痛みとは必ずしもいえないのです。

たとえば胃のすぐ近くには膵臓があります。この膵臓に異変があると胃に異常がなくても胃が痛く感じます。また胆囊《たんのう》も胃のすぐそばにあるので胆囊に炎症があるときも胃に痛みを感じます。

実は胃の周辺部は「心窩部《しんかぶ》」と呼ばれています。胃の周辺の臓器はこの心窩部で痛みを感じるのです。ですから正確には「心窩部痛」というべきでしょう。これをすべて胃のせいにしているのです。ですから胃痛をすべて胃が悪いと即断することはできないのです。

もう一つ典型例があります。それは交通事故などで不幸にも片足を切断した場合、ないはずのつま先に痛みを感じることがあります。これは専門的には「幻肢痛《げんしつう》」という症状です。なぜ「幻肢痛」が起こるかといえば、痛みを感じる脳細胞がつま先の神経感覚機能を記憶しているからなのです。

注意していただきたいのは「がん」の痛みです。これは激痛といっていいのですが、意外にも初期のときは痛みを感じない場合があるのです。がんで痛みを感じるときはかなり進行してからです。場合によっては手遅れのケースが少なくありません。

これを別の角度からいえば痛みという自覚症状で危険を知らせてくれませんから、逆にきわめて危険ともいえるのです。だからこそ、がんは健康診断（ないし集団検診）などによる早期発見が重要なのです。

―胸が痛い

よく恋をすると胸が痛いという人がいます。恋の痛みなら時間が癒してくれるでしょう。これはおふざけではなく真面目な話で、実は自覚症状の一つと解釈していいのです。これは胸の筋肉や皮膚の炎症が原因のこともあります。また胸の臓器をつつむ胸膜の炎症のこともあります。が、これはかなり痛むのですぐわかります。また狭心症の場合、胸が締め付けられ、万力で圧迫されるような痛みと息苦しさを感じます。

この場合、胸だけでなく背中や時には腹部が痛い場合もあります。ニトログリセリン舌下錠をなめるのが有効です。しかしなめても効果がないときは、心筋梗塞の疑いがあります。これはきわめて危険ですから、救急車などを呼んで入院することも考慮してください。

心臓神経症は胸の一点がチクチク痛むと訴える人が多いようですが、緊急に心配はないと思われます。肋間神経痛は肋骨に沿って痛みます。肺炎の場合は発熱や咳、痰のほか胸に重い痛みを感じます。

注意していただきたいことは、胸の痛みが症状を正直に反映することがある点です。こうした自覚症状を説明するときの要領は、「どこが」「いつから」「どんなときに」「どのくらいの間」痛んだか……この順序で説明することです。これらの項目について上手に伝えられれば、医師にとって大いに参考になります。もちろん心電図など機械的にも検査しますが、患者さん自身による自覚症状の説明はそれ以上に大切な情報なのです。

―背中が痛い

背中に痛みを感じた場合、よくあるケースは、ふだんやりつけない運動や肉体労働などをした場合、筋肉が疲れて背中に痛みを感じます。が、これはほとんど心配ありません。中年になると背骨や脊椎の異常で痛みを感じることがあります。高齢者に多い症状が「変形性脊椎症」

といわれるものです。これは進行すると下肢などに痛みを感じることがあります。

これらの多くは休息で快方に向かいますが、日がたつにつれて痛みが激しくなったり、力が抜けるように感じたらすぐに医師（たとえば整形外科）に診断してもらうべきです。

また胃潰瘍や急性膵臓炎など腹部の病気でも腹膜を伝わって背中に突き抜けるような激しい痛みが走ります。さらに膵臓がんでも背中に痛みを感じます。

―頭が痛い

頭痛でいちばんの難敵は「慢性頭痛」です。身体にはどこといって悪い個所が見当たらないのに頭が痛いのですから困ったものです。この場合は原因がいくつも重なっている疑いがあります。

頭痛は大きく分けて「筋緊張性頭痛」「偏頭痛」「群発頭痛」の三つがあります。

まず、筋緊張性頭痛はストレスを強く感じたりすると起こりやすくなります。サラリーマンに多い症状といえます。

次に、偏頭痛は女性に多く見られる症状といわれています。この呼び名は頭の片側に偏って痛みを感じるからです。吐き気や鼻水が伴うことが多く、加えて目がチカチカすることもあります。

そして群発頭痛は症状としてはかなりきついもので、睡眠後などに起こりやすく涙、鼻水を伴う場合があります。

この他、危険な頭痛として、「くも膜下出血」による痛みがあります。いきなり激痛に襲われ吐き気のほか意識の混濁を伴います。いきなり倒れます。緊急入院してすぐに手当てをしなければなりません。原因はくも膜下の動脈瘤の破裂です。最近では脳ドックによる早期発見も可能です。

また脳卒中でも頭痛に襲われます。この病気では頭痛より前に神経症状が先行します。さらに脳腫瘍の場合、意外にも頭痛は軽く、見逃すケースがあります。この場合、腫瘍で脳内の圧力が強くなっているので、咳などをすると痛みを感じますから注意しましょう。

痛みはどう訴えるのがいいのか

▼自覚症状としての痛みをどう伝えるか

痛みは主観的な症状ですから、患者としてこれを医師に伝えるには以下の点が大切です。

……自覚症状………

「どこが？」

「いつから？」

「どの位の間？」

「今の状態？」

「治療をしているか？」

←

…注意点…
・痛む部分と患部は違うことが多い。
・痛みには程度も重要になる。
・痛みは「しびれ」や「めまい」と関係する。

患者さんとして痛みを医師にどう伝えるかは意外に重要な問題です。いうまでもなく痛みは主観的な基準以外、それを計る尺度はありません。

私のところにくる患者さんは痛みを訴えるのですが、痛いのはどういうふうに痛いんですかとか、いつからですかとか、痛みの程度はどうですかとか聞いてもなかなかはっきり応えられないのです。

そこで何かをたとえにする聞き方をするわけです。たとえば針で刺されるような、ナイフで刺されたようなとか、殴られたようなとか、締めつけられたようなとか、そういういろんな表現をします。そういう応答のなかである程度痛みの質というか、それを推測するんです。できるかぎり客観的表現によって我々が考えるしかないわけです。

一般に痛さには表現があります。たとえばヒリヒリとか、チクチクとか、ドッキン、ズッキンといったもので、痛い様子はこれで大体わかります。どこら辺が悪いのか、患者さんがうまく表現してくれるだけでかなり違います。

要するに患者さんがご自分で感じている痛みを正直にいってくれれば、おおよその見当がつきます。それが一番いいのです。正直にいうなかで、我々もどこが、どういうふうに痛いのか、腰が痛いといっても腰の状態がどうだとかと、そういったある程度場所とか、起こりうる疾患というものは推測できるわけです。そういったものとプラス痛みの表現、腰が重く痛いというのか、腰が刺すように痛いのか、歩いたらもうズキズキするように痛いのか、うずくように痛いというように言うか、その何がどうしたという話である程度推測ができるわけです。

それから痛みを時間的な経過で話していただけるといいと思います。たとえば数秒間ズキズキ痛んでからスーッと消えて、またしばらく痛くないけれどまた数秒間ずっと痛んでくるという言い方です。それから心臓の動悸の場合、最初はドッキンドッキンで、その後すぐに消えたとか持続したといった表現です。患者さんが事前にそうした準備をしていると非常に違います。話の導入が楽で白紙からスタートするのとまったく違います。

痛み以外の症状を探る

☆しびれ

「しびれ」は、自覚症状のなかでも、軽いものとはいえません。しびれは手や肘、腕の付け根など知覚神経と血管、骨と筋肉を連結した腱などが集中した狭い場所が何らかの理由で圧迫を受けると発生します。「しびれ」が手首に起こる場合は専門的に「手根管症候群」といい、肘の場合は「肘管部症候群」といいます。こうした場所のしびれは主に手足の指から拡大します。また足先のしびれが拡大する場合「多発性神経障害」といいますが、これは糖尿病の場合に見られるようです。

患者さんは、しびれについて、軽度の身体不調のためとは思わず不安を覚える人が多いようです。したがってかなりのプレッシャーになります。しかし、そうした訴えだけで医師は症状の程度を測れません。

では、患者としてどのような表現をしたらよいかですが、まず、しびれた場所としびれの状態の説明です。たとえば、手がしびれている場合には、「しびれて箸がもてない」「足にしびれを感じてシリモチをついたほどだった」といった生活情景を伝えたほうがよいでしょう。

こうした訴えならば、はっきりと症状の程度が伝わると思われます。生活実感のある表現なら、医師は精密検査などをする前に、当面、患者のためになにをすればよいか方針がたてられるからです。

☆めまい

「めまい」は、人を不安にさせる症状ですが、これには主に目が回るようなものと身体が浮いた感覚をもたらすものがあります。

前者は倒れそうな感覚に襲われます。後者は立ちくらみやひどい場合は失神状態になります。めまいで気をつけていただきたいことは、いたずらに不安を募らせないことです。ただし病気の前触れの可能性もありますから、念のために主な症例を列記しておきます。

ただし、めまいを感じたからといって、以下の病気にすぐなるわけではありません。

▼「めまい」のタイプと症状（例）

目が回るようなめまい―内耳の炎症の危険性がある
　　脊骨脳底出血の危険性がある
　　脳腫瘍の危険性がある
浮いた感じのめまい―神経症の危険性がある
　　自律神経失調症の危険性がある
　　聴覚神経腫瘍の危険性がある
失神状態になるめまい―若い人の起立調節障害の危険性
高齢者なら脊骨脳底動脈不全の危険性

★痛みの治療についてどういう考え方が適正か

痛みをどう扱うか、それが問題だ

痛みは人間にとって、なくてはならないものですが、だからといって痛みをそのまま放置していてよいかというとそうはいかないのです。

それどころか、かつては痛みというものは、むやみに止めるべきではないという考えかたがありました。痛みは生命の危険に対する警告反応なのだから、むやみに止めないで我慢しようというわけです。

たとえば、それは手術のときに起こることが一番多く見られました。大昔、極端な例では麻酔もしないで患部を切ることもあったほどです。手術中に麻酔もしない行為は異常ですが、通常の手術では、たとえば手術後に必ず痛むわけです。ところがその痛みをむやみに止めてはいけないという発想があったのです。

また逆に痛みから病気の原因を突き止めるようなケースでは病気に伴う痛みを止めてしまう

とその病気がなんだかわからなくなるから、病気の原因がわかるまで痛みに手をつけないこともあったのです。検査をしている最中にいろいろなことをやっても、結果が出るまでは我慢しろというようなことをいう専門医もいて、鎮痛剤を打たなかったという時代がありました。それぐらい痛みに対しては警告反応というものを重視し、重きが置かれた時代があったのです。

ところが今はまったく反対です。痛みは取ってしまったほうがいいという考えが主流になりました。たとえば、わかって予測できる手術の後の痛みとか、いろいろ病気を調べる場合に影響を与えない痛みを取らないでやる必要はないだろうということです。

ですから、とりあえず痛かったら痛みを取ってあげて、それから検査しましょうというようになりました。手術後の痛みはないほうがいいし、回復もいいし、早く動けるようになるからです。

ですから今では痛みを取ることは医学的に正しいことと認識が変わってきています。たとえば手術では麻酔科でよくやることですが、手術前から手術後の痛みに備えて前もって準備をする場合もあります。いうまでもなく手術中は全身麻酔などで寝ていますから影響は心配ないのですが、手術後の痛みに備えて予防的に痛み止めの処置を行ないます。

特に手術後というのは、以前は外科の手術の場合などで傷にいけないということで動いてはいけなかったのですが、今は逆に動かすことによって胃腸の機能とか、肺とか心臓の機能を早く正常に戻す方法がとられています。ですから一日でも早く動かしなさいというふうになってきたわけです。

そうなってくると、痛いと動けませんから痛みを取って、それでなおかつ早く動かすというふうに痛みの扱いが変わってきたのです。こういう傾向は痛みの意味が昔の定義とは全然違います。それは手術後の患者さんにとってはすごくありがたい話だし、患者さんが痛みと無意味な付き合い方をしなくていいというようになってきました。

痛みには急性と慢性があるが、慢性は対処法が難しい

痛みにはいろいろな種類がありますが、大きく分けて「急性」と「慢性」があります。たとえば、怪我は急性の典型です。また胃や腸などの臓器にも急性があります。この急性の痛みは比較的強いのですが、平均して三日から四日ほどのやや短期で薄らいでいきます。そういった要するに急性の病気というのは、ある程度は原因がはっきりしていて、診断が早くつくし、対症的な治療や薬があります。

これに対して慢性の痛みは、痛みのレベルは低いのですが、ジワジワジワジワずっと長く続きます。痛みは数週間から数ヶ月、さらに数年というのもあります。急性の痛みが何らかの原因で慢性に移行する場合がよくあります。この慢性痛は、なぜ発症したか、その原因がよくわからない場合が多いのです。さらに原因がわかっていても対処法がない場合もあります。

特に扱いが難しいのは原因がわかっていても、対処法がないという場合です。たとえばその代表的な病気が「帯状疱疹後神経痛《たいじょうほうしんごしんけいつう》」といわれるものです。

もともと胸などの皮膚に帯状の赤い水泡（疱疹）ができます。これを「帯状疱疹」といいますが、この病気は身体の状態がそれほど悪くなければ、対症療法的に治療すれば治ってしまいます。しかし、もともと身体が弱かったり免疫機能が衰えていると、そのまま放置しただけでは神経の痛みが残る場合があるのです。これが「帯状疱疹後神経痛」といいます。皮膚などには異常がないのに神経が痛むのです。この病気については「第3章」で述べますが、我々のような痛みの専門家でも完璧に治す方法がみつかっていないのです。場合によっては一生にわたって付き合わなければならなくなる場合もあります。

「帯状疱疹後神経痛」は、今、触れたように、どうしてなったかということはわかっているのに治す方法がないということになります。またいわゆる不定愁訴のようなタイプの痛みというのは治療が非常に難しいといわれています。これは西洋医学的な診断がつかないわけですから、いつまでも無用な痛みをずっと抱えることになります。

では慢性痛に対してどのような治療法がよいのでしょうか。

前提として副作用がないことが重要です。原因がわからないけれど飲みなさいと痛み止めを飲ませてもきりがないわけです。痛み止めは人によっては肝臓が悪くなるとか、胃がおかしくなるとかということになって続けられなくなることもあります。副作用が出てきてしまうのです。症状がひどいときに頓服で飲むのはあるとしても、常用するということはあまりできないわけです。

このような場合でも副作用がなくて、いつでもできる治療法としては「神経ブロック」があるのです。これは慢性痛に対してもよい治療法の一つではないかと思います。慢性痛というのは非常に長い時間痛みに苦しみますから精神的に参ります。それから痛みには知覚神経と自律神経が関係していますが、それを増幅するような交感神経の興奮というものがからんできます。

実は、この交感神経の興奮に対して治療する点に意味があるのです。

慢性痛と長く闘ってきた心理的な落ち込みに対してとりあえず痛みを取ってあげる。これと一緒に交感神経の興奮を抑えて痛みの増幅を抑える。そうすると患者さんが楽になるのです。

逆に言うと心理的な効果もあって、治るという安心感が大きい効果を示すのです。

そうなれば自律神経が正常に働いて、胃腸の調子がよくなって食欲も出てきます。栄養分の補給ができますから身体の抵抗力が復調するというわけです。すべてがいい方向に向かうのです。

「交感神経ブロック療法」は副作用がなく効果は幅広い

痛みという症状はそれ自体を単一の病変として考えると対症療法に頼らざるを得ないことになります。それをトータルで、すでに申しあげたように広く人間として診れば治療の可能性が出てくるのではないかと思います。

一つの症状の回復を突破口として、別の症状の回復につながるのです。逆に考えれば痛むときは当然食欲も落ちるわけですが、そうすると免疫力も上がってきませんから治りも悪いということになります。

先ほど述べた帯状疱疹も単一の皮膚病と考えれば皮膚科だけの対症療法になりますが、人の病としてトータルにとらえれば、神経の病にまで関心が広がるのです。ところが皮膚科は皮膚の痛みを取るというだけです。それは縦割りの悪い弊害で他のことを考えないわけです。多くの医師が専門化しているので、他科のことに目が行かないのです。

こうした考え方を改めない限り、根本的治療は望めないでしょう。もし改めれば、たとえば、医師が僕の範囲のものは終わったから次の段階はこれですよといって、順番に治療していけばいいのですから……。糖尿病がひどくて手術ができないという場合、糖尿病を治して、その後手術しましょうということでもいいわけです。しかし、同時に治療しないと治らない病気もあります。今述べた帯状疱疹と帯状疱疹後神経痛はその例です。帯状疱疹後神経痛は同時並行にやってもらわなかったら意味がないわけです。そう多くはありませんが、そういう非常に厄介な病気もあるのです。

ペイン・クリニックで扱うのは基本的に痛みですが、その痛み自身に関しての治療がすべてではありません。病気に関して言うと大体七〇%ぐらいが痛みに関してのものです。あとの三〇%ぐらいは痛みがないのですが、そうした病気でもペイン・クリニックで十分対応ができるのです。たとえば肩こりや顔面麻痺、多汗症、赤面症などです。こうした病気は痛くないのですが、治療の対象になります。最近では自律神経失調症やホルモンバランスに関係する更年期障害にも応用しています。

痛みの大もとを治療するから神経ブロックするたびに痛みが減る

ペイン・クリニックの治療法の中で自律神経というのはすごく重要な位置を占めています。自律神経についてはすでに触れましたが、これは本来、人間が環境に適応していくために機能します。たとえば暑ければ汗が出る、寒ければ鳥肌が立つという、そういうように人が生きるかぎり自分の意思に関係なく自然に起こる反応です。

前出の自律神経失調症に対する治療は大半が対症療法です。たとえば安定剤であったり、痛み止めであったりで、半ば無理矢理抑え込む方法が主流です。そういった治療法では眠気が起こるとか、胃が荒れたり、生理機能が落ちるとか、そうした副作用的なものが起こってくることが多いと考えられます。

この点、交感神経ブロックは副作用がなくて、なおかつ自然な状態に身体を戻すことができます。これは本来あるべき中庸の形すなわち自然な状態に戻るという考え方です。方法は現在の西洋医学にはありません。自律神経という日常の生活をコントロールしている神経のアンバランスを治すには、症状を対症療法で抑え込むのではなく、協調と調節という考え方が重要と考えます。

一方、東洋医学では「自律神経を調節する」という考え方があります。それを漢方薬や鍼灸を使って行なっています。

たとえば肩こりを例に説明しましょう。肩こりが進んで頭痛を起こし、仕事どころではないという人が多くいます。そこで毎日のようにマッサージすれば一時的に痛みが取れて仕事できているわけです。薬と違ってマッサージは副作用はありませんが、しかし毎日ずっとマッサージに行かなければなりません。

ということは、痛みが減っていないことを示しています。それはなぜかというと肩こりなどはマッサージでは筋肉の芯のしこりがとれないからです。もんだりしても、こりが固まっていますから、それを解除できないのです。マッサージというのはこりの痛みが戻ってしまうのです。

この点、「交感神経ブロック」の場合、ブロック後に時間がたてばこりは部分的に戻りますが、もともとほどのしこりでなくなるのです。だんだんそのしこりがほぐれてくるということです。いわば「10」の痛みが「9」になり、「9」の痛みが「8」になるということです。

なぜこうなるかといえば、通常の治療では手が届かない部分の濃いしこりというものも、それが取れるからです。それを根底から取ってしまうというのが「交感神経ブロック」の際立った特徴なのです。

私の治療法の原則は患者さんをトータルな視点から診ることです。症状をさまざまな診療科的な視点からアプローチしながら治療します。それは人間の体はすべてつながっているという考えが基になっているからです。大きくくくれば西洋医学のアプローチと東洋医学の発想を合体することですが、これを実現することで、新しい医療の可能性が開けると考えています。

第3章　ペイン・クリニックの適応症

★交感神経の緊張緩和が200以上の病気を癒す

病気を根本的に治療する

ペイン・クリニックを通して私が治療している症状や病気の範囲は身体全体の機能を念頭にした症状を含みます。そのため一つの症状を対症療法で治療するのではなく、症状の裏に隠された原因を根本的に治療する考え方をとります。

はじめに代表的な「星状神経節ブロック」治療のお話をしましょう。方法としては交感神経の神経節（星状神経節）に注射をするわけですが、これは痛みを増幅する交感神経の興奮を抑えて、痛みを緩和する治療です。

この治療法は実に多くの適応症をもつ方法として多くの専門家から注目されています。適応症の数は少なく見積もっても二〇〇を超すものと考えられます。実に驚異的な事実です。

というのは、現代人が悩む症状の多くは過剰なストレスによる神経障害に根本原因があり、交感神経の緊張を緩和するという治療が生体機能の広い回復効果を示すからです。

繰り返しますが、多くの病気が交感神経の緊張によってもたらされるし、また交感神経の緊張を取ることで逆に治るという病気がすごく多い事実を表しています。それだけではなく他の箇所、たとえばお腹にしても、腰にしても、足にしても交感神経を緩めることで血流が良くなり、結果的に筋肉の緊張が取れるということによってさまざまな病気を癒すのです。

「星状神経節ブロック」が癒す「諸症状」は全身におよぶ

「星状神経節ブロック」は非常に多くの症状や病気に対して治療が行なわれ、大きな効果を上げています。その適用範囲は全身におよびますが、代表的な例を紹介しておきましょう。

・頭と顔の部分
頭痛（偏頭痛、緊張性頭痛、群発頭痛）、脱毛症、脳血栓、脳梗塞他
三叉神経痛、顔面神経麻痺、頚椎症他
・目の周辺
網膜症、緑内障、アレルギー性結膜炎
・耳と鼻の周辺

メニエール病、アレルギー性鼻炎、耳鳴り、嗅覚障害、扁桃腺炎他
・口の中
口内炎、歯周病、歯肉炎、舌痛症他
・顎から肩周辺
肩こり、上肢血行障害、肩関節周囲炎、顎関節症、関節炎、多汗症他
・心臓などの循環器
心筋梗塞、狭心症他
・肺などの呼吸器
慢性気管支炎、肺水腫他
・胃腸など消化器
便秘、下痢、胃潰瘍、潰瘍性大腸炎他
・男女の器官
前立腺炎（男性）、月経痛・更年期障害（女性）他
・泌尿や排泄関係
頻尿症、インポテンツ、尿失禁症他

・足の周辺
あかぎれ、凍傷他
・身体全体にわたるもの
高血圧、低血圧、食欲不振、不眠症、冷え性、乗り物酔い、アトピー性皮膚炎、帯状疱疹、帯状疱疹後神経痛、幻肢痛、自律神経失調症他

★現代人が陥りやすい「頸椎症」と「緊張性頭痛」

パソコンのチカチカなどで筋肉や筋が緊張する

現代人の典型的な特徴は運動不足、それから特に目への過剰な刺激やストレスです。とりわけコンピュータなどから入ってくる目からの刺激とか、そういう環境因子がかかわっています。

パソコンなどからの目からのちらつきを見ていますと必ず首の後ろの筋肉がこってきます。頸の後ろから肩こりが広がります。それもじっと一日中やっているわけですから、それでその割に運動しないのです。そういった職業病的なものも含めて、そういう人たちの筋、筋膜性の痛みが非常に多く見られます。

これらの症状を起こす原因の一つに「頸椎症《けいついしょう》」があります。これは首の骨が曲がっていたり、狭くなっていたり、そういう身体の状態が根底にある人が今述べたような環境におかれると症状が急速に悪くなります。そういう場合はあくまで病気ですから、痛み止めとか筋肉を柔らかくするお薬を使います。それでもなかなかよくならないことが多いのです。

そうすると皆さんマッサージや鍼灸に行ったりという話になります。それでせいぜいお茶を濁して、その日はよかったということで、それを日々繰り返しているにすぎないわけです。

また不定愁訴のような症状では、肩こりがひどくなってきて頭痛が起こるようなケースもあります。それは「筋緊張性頭痛《きんきんちょうせいずつう》」といって、筋肉のところの筋膜が固くなってきて、緊張することによって頭痛が起こるのです。それは病気なので、きちんとした治療が必要です。

「星状神経節ブロック」の2つの効果

我々の治療のなかでは「星状神経節ブロック」は前述の症状に対して非常に効果があります。これは大きくわけて二つ理由があります。

一つは筋肉の緊張をとってあげるということによって、患部の痛みを和らげる効果が出るからです。特に筋肉痛の場合、筋肉、首と肩の場合深く何重にも重なっていますから、骨についている芯のところはほぐせないのです。非常にこり固まっていますから非常に固くなっている。ガチガチになっています。だからそこのところをマッサージや鍼灸でもほぐせません。ところが交感神経ブロックならば全部ほぐせます。非常に深く患部の中まで全部ほぐせるのです。

もう一つは、緊張を取ることによって血流がよくなるということです。これは今まで再三にわたって述べた血流の問題です。筋肉が緊張していますと筋肉は生きていますから当然その中でいろんな老廃物が出てきます。また痛くなってくると「発痛物質」という痛みの物質が溜まってきます。この「発痛物質」というのは痛みを起こす特殊な物質です。

交感神経ブロックはこれらの発痛物質や老廃物を血流を改善することによって掃除するわけですから、症状が治るわけです。今まで何年も治らなかった肩こりというのが楽になるのです。

★生活の質を下げる「五十肩」

長年の生活習慣のアンバランスが原因になるが、発症は急

「五十肩」は私の患者さんにも比較的多い疾患ですが、どうしたわけか、どうして起こるか理由がよくわかってないのです。俗に四十肩、五十肩といいますが、四〇歳、五〇歳ごろで起こるからそういわれるのですが、もちろん年齢を問わず発症します。六〇歳になっても、七〇歳になってもかかることがあります。

しかし一般に若い時代には余り起こりません。私の推測ですが、人は長い生活習慣のなかで、どこかにアンバランスなところがあって、弱いところができてしまうからだと思うのです。たとえば左足に比重がかかりやすい姿勢が身にしみついて、長い歳月のなかでその負担が症状として現れるのではないか。

また自分の生活態度とか、それから腕の使い方とか、それから癖とか、そういったいろんなことで肩のその部分が弱い人だったと思うのです。それがあるきっかけで冷えたとか、変な格

好で発症のキッカケになった。そんなことが禍しているのではないでしょうか。好ましくない習性が積もり積もった結果ということです。

しかし、それでいて発症するときは、皮肉にもかなり短期間に起こるのです、起こり方が少なくとも一～二週間の間になんか痛いなと思っているうちに本当に痛くなってしまうのです。ところが原因になる出来事もないのです。何かぶつかったんですかとか、転んだんですかとか、そういったことはなにもないわけです。何もないけれど起こってくることがあるのです。それがだから非常に厄介といえば厄介です。

五十肩の中でも「石灰」ができているような場合もあります。「石灰」というのは、歯でたとえれば「歯石」のようなもので、肩に溜まったゴミのようなものです。これは腕の力こぶをつくる筋肉の一つの長頭という長いほうの筋の部分に石灰ができて、それで腕が上がらなくなるのです。この場合は局所の注射で劇的に改善することがあります。

五十肩＝肩関節周囲炎、運動神経に問題がある

「五十肩」というのは「肩関節周囲炎」といいます。一般に肩の痛い、上がらなくなる症状を

五十肩といいますが、細かく分けるといくつかタイプがあります。違うタイプでは治し方も違ってきます。

この症状は「肩関節周囲炎」と今いいましたが、肩関節周囲の炎症をさします。普通は関節の炎症というのは肘の関節炎とか、膝の関節炎とかいい「周囲」という名前はつけません。しかし肩は特別です。肩というのはもともとよく脱臼《だっきゅう》する箇所です。それに比べて肘は余り脱臼しません。

それはなぜかというと肩は構造的に鎖骨と肩甲骨と上腕骨という三つの骨が非常に浮きながら離れた形でできている関節だからです。逆に言うと、これがあるから人間の体で一番大きく動くのです。他の関節は大体動く方向が決まっていますが、肩は前にも後ろにも上にも動きます。いわば自在です。

逆にいうと、ルーズな結びつきだからこそ非常に弱いわけです。そのために肩を守るのに非常に大きな靱帯とか筋肉で何重にも守っているわけです。それで肩を固めている。複雑なだけにやられ方もやっぱり多いわけです。見方を変えればやられたときは複雑にやられるわけです。

しかもやられ方も曖昧です。それでどこがやられたかというのがはっきりしないのです。肘だとここが痛いとか、ここの筋肉が痛いとはっきりわかるのですが、肩の場合はなんとなく痛いのです。動かしたら痛い。でもここの筋肉ですよというのが特定できないのです。それは患部が奥のほうにあって重なっていてなかなかわからないからです。それゆえに周囲炎という名前になっているのです。

その点では治療がやりにくいのですが、この場合は「肩甲上神経ブロック」という、ちょっと難しい名前の神経ブロックを行ないます。これは肩の筋肉を動かしている神経をブロックするのです。そこに注射をして、固くなっている筋肉を緩《ゆる》めてあげます。

そして反対の手を支えたりして、どんどん動かすと動きが楽になります。ある範囲、例えば九〇度までしか手が上がらなかったのが一二〇度まで上がるようになるとか、この範囲を、昔はこれ以上痛くていかなかったのが緩《ゆる》くなっていますからここまで上がるようになる。だからその間、痛くない数時間の間に一生懸命動かしてもらい、運動させるわけです。

ですからこれは交感神経ブロックではなく、「運動神経ブロック」で、ちょっと特殊な治療です。運動神経の働きを緩めてあげて、それによって肩の動きを楽にする。突っ張りを取るということによって動く範囲が大きくなる。その間どんどんどんどん動かしてあげて、肩の筋肉を伸ばしてあげるわけです。こうして肩の動きを意図的に回復させるのです。

要警戒！　痛みはとれたが肩や腕はそれほど上がらないケース

「運動神経ブロック」治療で意図的に肩の動きを解放してあげて、肩や腕を自在に動かす訓練をする。これをやっていくうちにだんだんだんだん肩が広く開いたり上がるようになります。

この治療で五十肩は肩を自然に動かしてもおおよそ一年ほどでよくなりますが、その三分の一から二分の一の期間に治療できます。そして治療の効果があって回復する人が多いわけですが、一方で肩はもう痛くなくなったけれども、固まってしまって、ここまでしか腕が上がらないという治り方をする人が多くなっています。痛みは取れたけれども、機能的にはちょっと悪くなっているというわけです。

ですから五十肩はなるべく早くから治療を開始すれば完璧に元まで戻るし、一年もかからずにもっと早く回復します。

いうまでもなく、肩が痛いと日常生活でも支障がでます。たとえばゴルフやりたいと思ってもゴルフもできない。また家の中で上のほうの物を取らなきゃいけないときでも取れない。いろいろな意味で不便を感じることでしょう。その点でも早く治したほうがいいわけですから、自然に治るのを待っているのではなくて早く積極的に治すほうがいいと思うのです。

ポイントは実は脳の中にある「運動野」にあります。腕などを動かす指令は脳が司令部です。筋肉を動かす神経は意識して指令して動くものと自律的に動くものの両方あるのです。自律的に動くのはたとえば立っているとき筋肉が緊張しているわけです。これは背骨の筋肉の緊張で立っているのです。ところがこれは自分でたとえば太ももの筋肉緊張しろといっているわけではないのですが、でも立っていられるわけです。これは自律神経を経由しています。

これに対して脳の「運動野」を経由して指令がくるものがあります。これは意識して動かすわけです。指令の発信元が違うのです。それは主に小脳でもやっていますし、また「脳幹」という中枢の部分でもしています。ですから腕の動きはすごく複雑です。五十肩を治療するのは単に痛みをとればいいというものではありません。ポイントは痛みをとりながら運動能力を回復する点にあります。

★交感神経が鍵を握る「頭痛」と特異な痛みをおこす「三叉神経痛」

最適な治療法は「星状神経節ブロック」

頭痛でもいろんなタイプの頭痛があるのですが、まず思い当たるのは「偏頭痛」ではないでしょうか。偏頭痛という診断がつけば、ある程度は治療法がありますし、薬もあり、注射薬もあります。最近では、昔と違って頭痛が起こってから飲んでも効くようになる薬が出てきました。それがあるから比較的いいのですが、逆に予防的にいろんなことをするとか、起こらないようにするにはどうすればいいかですが、そういったことは依然としてできないのです。

偏頭痛が予防できないのは血管の収縮とか拡張というのが単純な理由で起こらないからです。ある意味では「ホメオスタシス」(恒常性維持機能)を回復できるように血流を正常にしておかなければならないわけです。

それをやるのに「星状神経節ブロック」を使うのが最適です。それは予防にもなるし頭痛による発作が起こったときにも治療にもなるわけです。そういった点では非常にユニークな治療法です。もちろん軽い頭痛ならば市販の薬で間に合いますが、本当に偏頭痛のひどい場合はとてもそんなものでは治らないのです。「星状神経節ブロック」が最適なのです。

「星状神経節ブロック」とは交感神経ブロックの一つで、ペイン・クリニックではいちばん多く用いられる療法です。「星状神経節」とは喉の下部にある神経の合流部で、星のような形をしています。位置としては頸椎《けいつい》（首の骨を形成する七つの椎骨のこと）の根元にあります。ここは交感神経の交差点で痛みを伝える重要な拠点です。この部分の神経の束をブロックすることによって、痛みを緩和し、「ホメオスタシス」を回復させます。

鎮痛剤も効かない「三叉神経痛」

顔の痛みは表情を歪める危険があり、難病と思われます。その中でいちばん有名な症状が「三叉神経痛」です。三叉神経は脳から出てくる部分に位置しますが、この周辺の血管の緊張で圧迫や刺激を受けると「三叉神経痛」に襲われます。

症状は比較的高齢者に多く、物を嚙む歯や歯茎などへのちょっとした刺激で発作的な痛みを誘発します。痛みは鋭く、針で刺したようだという患者さんが多く、瞬間的だが激痛の部類にはいります。

治療では「てんかん」の治療に用いるテグレトールという特効薬以外の痛み止め、鎮痛剤の類はほとんど効果がありません。さらに「がん」の疼痛に用いられるモルヒネなどもそれほど大きい効果を期待できません。それゆえにこの症状を治す治療には「三叉神経ブロック」という特別な治療法が行なわれます。

特に「三叉神経ブロック」は眼窩(目)や顎《あご》など幾つかの箇所をブロックしますが、痛みのある場所に対して集中的に治療を行ないます。ケースによって多少の違いがありますが、一回の治療で平均して一年以上の鎮痛効果が期待できるとされています。したがって「三叉神経痛」と診断された場合は迷わずペイン・クリニックの治療を受けて間違いはありません。ブロック治療以外は血管と神経の間に薄い膜を入れる手術も行なわれています。

特に痛みがしぶとい「群発頭痛」に注意しよう

頭痛は風邪を引いたときに感じる症状ですが、大方はすぐ治ります。こうした軽度の頭痛は市販の頭痛薬で回復します。しかし、重症な頭痛もあります。これはたとえば脳腫瘍のほかクモ膜下出血といった場合に起る頭痛では命の危険を伴います。痛みは激痛で、立っていられないほど激しいといわれます。いうまでもなく治療も一筋縄では回復しません。

これら両極端な頭痛以外に「偏頭痛」や「緊張性頭痛」そして「群発頭痛」といった症状があります。これらのタイプの頭痛に対して「星状神経節ブロック」が大きな治療効果を発揮します。

「偏頭痛」は側頭部を中心に血管がはじけるようなズキンズキンとした痛み、そして吐き気を感じる症状です。痛みが始まるときに目に異様な光を感じることもあります。これは視床下部に集中している自律神経に機能異常があるからではないかと考えられます。

「緊張性頭痛」は頭部周辺の筋肉収縮でおこる頭痛で、過剰なストレスや疲労が原因と考えられ、いちばん多い症状とされています。もう一つの「群発頭痛」ですが、これは前頭部から側頭部にかけて痛みが広がります。慢性痛で平均して一日に数回、一時間ほどの間、激しい痛みを感じますから、かなりの苦痛です。女性に比べて男性に多く、早い場合は二十歳代で発症し、長年にわたって悩まされますので、薬を常用するケースが大半です。しかし、こうしたタイプの頭痛には薬依存からの脱出が根本回復のキーポイントで、それを実現するには「星状神経節ブロック」による治療が最適なのです。

田中角栄さんで知られた「顔面神経麻痺」

頭痛の他、比較的多い症状が「顔面神経麻痺」です。ストレス過剰の現代社会の持病といってもいいでしょう。この症状は要するに顔が曲がってしまう病気です。顔面神経というのは右と左が別々に動いています。右は右、左は左で機能していますから、ほとんどが片側にしか起こりません。

ですから症状が現われると左右のバランスが崩れて、顔が歪んでしまうのです。原因は顔面神経が脳から骨の中を通ってくる途中でウイルス感染や炎症を起こして、腫れることによって起ります。結局、血管も締めつけて血流がこなくなって、血行障害を起こして、神経が命令を伝達しなくなってしまうわけです。

神経というのは電線でいえばコードで、その導線が断線してしまうのですから、脳からの命令が行かなくなってしまうのです。そうすると、頭の中で目をつぶれと命じても神経が断線しているわけですから、その命令は顔のほうに行かない。目がつぶれなくなってしまう。すなわち「顔面神経麻痺」ということになるのです。そういう首締めみたいな状態を治すには、「星状神経節ブロック」を行い腫れている部分の血行を改善します。そして神経の機能を回復させることが必要です。田中角栄さんの「顔面神経麻痺」を私の恩師である先に述べた若杉文吉先生が「星状神経節ブロック」を一〇〇回以上行なって治したことは皆様もよくご存知のことと思います。

★治しにくい症状として知られる「瘀血《おけつ》」

健康を損ない、時には心も冒す

ここで少し東洋医学の話をしましょう。血のめぐりという言葉があります。これは健康を支える重要な鍵です。この血のめぐりが悪くなる状態を「瘀血《おけつ》」（以下「オ血」）といいます。「オ血」といわれても、馴染みがない方が多いと思いますが、実は東洋医学においては、健康を語るうえできわめて重要な考え方です。

正常な状態の血はサラサラとして、滞ることなく全身をめぐり、身体のすみずみまで栄養をあたえ、我々の健康を支えています。ところが、何かの原因によって、血液の粘度が高くなると、サラサラとしてきれいな血が、ネバネバした状態になってしまうことがあります。この「何らかの原因」が見逃せない点なのですが、これについては後述します。

「オ血」の状態になると、それまで滑らかに流れていた血が、身体のさまざまな場所で淀みます。川では澱みが汚染を引き起こしますが血管でも同じです。血が正常に流れずに渋滞を起こすようになります。

「オ血」が発生するとその部分が痛みを起こしたり、皮膚の色が黒ずんだりします。また皮膚がザラザラするといった障害も現れます。そうした状態からさらに進行すると、血管の老化が進み、高血圧や心疾患・肝臓疾患など、さまざまな生活習慣病へと移行する危険性もあります。それだけでなく頭部の「オ血」は「のぼせ」や「不眠」、「うつ症状」の原因になります。こうした「オ血」の最大の原因の一つが過剰な精神的ストレスです。すなわち過剰なストレスが交感神経を刺激して、自律神経の機能を低下させ、血流を妨げるからです。

「オ血」治療で表裏から攻める

「オ血」による痛みを取る手段は今までにも考えられてきています。いちばん多いのは漢方薬で改善する方法です。また鍼灸などの東洋医学的な方法、それから温泉があります。温泉は厳密な意味で治療とはいえない面がありますが、血行を促して血のめぐりをよくすることで、交感神経に過剰な緊張を緩和できますから、痛みを和らげる効果があります。

私の場合は患者さんの治療にあたって東洋医学の考え方を併用しています。それはなぜかというと、仮に西洋医学が症状を表から診ているとすれば東洋医学は裏から診ているといえるからです。病気の質というものを正面からではなくて、違う方向から診断できる。それによって治療手段も広がってくるということになるわけです。

治療手段として神経ブロックは正攻法ですから、そういう意味ではそれとまったく違う発想すなわち裏から診た治療法を組み合わせることがすごく大切です。そうすることで、より早く患者さんを救えるのではないかと思うからです。

その一例が今述べた「オ血」です。「オ血」という考え方は実は西洋医学には見当たりません。簡単にいえば西洋医学的には血液の流れの「うっ滞状態」(詰まっている状態)をさすのです。なんだ血のめぐりと同じではないかと思われるかもしれませんが、血のめぐりは身体全体の状態を想定しています。血の「うっ滞状態」は血管における血の部分的な渋滞で、これは対症療法で治療可能なものです。

たとえば、女性の生理のとき子宮が腫れます。これは「オ血」なのです。また肝硬変では、血が十分、肝臓の中を通らなくなるのです。いわば肝臓の中を無理矢理、血を通そうとしている状態です。そうするとそれは肝臓がはれている状態になるわけです。それは「オ血」です。西洋医学的にいえば、腫れた患部を治療すれば、血流の渋滞は解消するというわけですが、

「オ血」という考え方にたてば、血のめぐりが悪いから腫れるという解釈で、治療は血のめぐりの回復から始まるのです。これは症状を裏から診ないと思いつかない考え方です。

「オ血」にかかわる症状はたくさんある

「オ血」がかかわる症状はたくさんありますが、たとえば慢性の肩こりも「オ血」なのです。肩こりにかぎらず慢性の炎症というのは腫れだけでなく必ず痛みがあります。それは「オ血」の特徴です。ですから正攻法で言うと交感神経ブロックで痛みのところの血液循環をよくする治療をします。その一方で、裏からは漢方薬で血のめぐりをよくしてあげてその「うっ滞」を取るという方法をとります。

交感神経ブロックという治療についていえば、私が自分でやっていてすごくびっくりし、興味をもったのはまさにそこなのですが、その考え方が実に東洋医学で考えていたものと同じだという点だったからです。非常に似ているのです。東洋医学で行なう鍼などで針を刺してそこの緊張を取ってあげるというのもそうです。

交感神経の緊張をとり「うっ帯」を取ります。これは「オ血」を改善することに他なりません。今、多くの医師は仮にペイン・クリニックをしていたにしても、交感神経ブロックをやっている先生方がオ血を治しているという意識はないと思います。

もう一つ例を出しましょう。便秘も一種の「オ血」です。腸の中に、宿便とよくいいますけれど、便がたまってしまって固くなって、中に滞っているわけです。そうするとそれを早く送ろうとしますから腸が一生懸命頑張って腫れているような状態になっている。ですから腸の周りに血がたくさん集まって、便を早く送り出してあげたいと思っているのですが、血のめぐりが機能していない状態に陥って腸が腫れた状態になっているわけです。このような「オ血」状態に対して西洋医学ではたとえば下剤的なものを使うわけです。

ところが腰の注射（「硬膜外ブロック」という）をして、腸の交感神経の緊張を取ってあげると、腸がよく動いて便秘が治るケースをよく経験します。交感神経の緊張を取ってあげることによって、自律神経機能が回復して腸の蠕動がよくなり、同時に腸管の血の流れがよくなっているからです。これは結局「オ血」を取っているのです。

私は交感神経ブロック治療と並行して漢方薬を使いますが、これは神経ブロックというのがいろいろな制約もあるし、毎日できるわけではないからです。特に最初のころ、つまり症状がひどいときは毎日つらいわけですから、その間をうめるために漢方薬によって補助するのです。

治療をいくつか組み合わせるということが大事だと思うからです。

東洋医学では「オ血」の他「水毒」という考え方がある

東洋医学には「オ血」の他に「水毒」という考えかたがあります。「水毒」というのは西洋医学でいう「むくみ」のことですが、東洋医学では仮にむくんでなくても、体内に「水を抱えている状態」と解釈します。要するに、あんまり汗もかかないし、お小水も行かない。しかし、いつも喉が渇いて水を飲む体質の場合はこれに含まれるのです。俗にいえば身体の水はけが悪いという意味になり、身体の機能に障害がある証拠なのです。

そういう人は体内のどこかにいつも水を抱えているために、いろんな障害や症状を起こすと考えるわけです。そのなかの一つに痛みがあります。この「水毒」による痛みはたくさんあるのですが、それを抑えるために水を吐き出させる特別の漢方薬を処方します。それによって痛みがなくなります。痛み止めでなく、体内の水はけをよくすることによって痛みを取るという方法です。体内の水はけをよくすることは、簡単にいえば人が生まれながらに備えている「ホメオスタシス」を正常に働かせることに他なりません。こういう考え方は西洋医学の発想には全然ありません。

「水毒」の典型的な病気の一つとして「慢性関節リウマチ」があります。慢性関節リウマチは関節や、筋肉に慢性の激しい痛みを感じ、患部がむくみます。この病気を治すために東洋医学ではその治療は今述べた「水毒」をとる治療を行なうのです。

先の述べた「オ血」とこの「水毒」という二つを知るだけでも適応症が相当、幅広くなりますが、実は、「オ血」と「水毒」に対する治療は、痛みに対する治療としての交感神経ブロックが共通点をもっているのです。交感神経ブロックは「オ血」を治したり、体内の水はけをよくすることによって期せずして東洋医学と同じ治療をしているのです。「オ血」がとれ、体内の水はけよくなると、血流がよくなり、むくみが引いて腫れがとれていくのです。

繰り返しますが、改めて考えれば、私がしている交感神経ブロックは東洋医学とあい通じていることがわかります。以上述べたことは人間が生まれながらに備えている「ホメオスタシス」そして「自然治癒力」を回復する治療です。

★一筋縄では治らない帯状疱疹と帯状疱疹後神経痛（ヘルペス）

皮膚の炎症と目に見えない神経疾患の二つを同時並行で治療する

人はさまざまな難病に悩んでいますが、その一つが「ヘルペス」です。これはヘルペスウイルスで発症する「帯状疱疹」といわれるものです。場所によってどこでも、顔でも、胸でも、腰でも、足でも起こるのですが、特に胸にある肋間神経に沿って帯のようにできることが多いため「帯状疱疹」と呼ばれています。

治療として胸部とか腹部に疱疹ができた場合は、知覚神経という痛みの神経もブロックすることができますが、それと一緒に交感神経ブロックを行ないます。ということは痛みを取りながら、さらに交感神経の緊張を取って血行をよくすることによってウイルスが破壊した神経の修復を手伝う治療を行なうのです。

ですから、同時に二つの治療をするわけです。そうした二段がまえの治療をしないと、目に見える皮膚の炎症は治っても、神経の痛みが残ってしまうのです。そうなってからでは治すことが非常に困難になります。

免疫力が弱い人は神経までは治らないから警戒しよう

帯状疱疹というのは小さいころにかかった水疱瘡のウイルスと同じウイルスです。その水疱瘡のウイルスが水疱瘡が治った後も神経節（体の中にある神経の固まり）に潜んでいるわけです。水疱瘡にかかった人はみんな持っています。

一生出ない、そのままでおとなしくしている場合が多いのですが、栄養不足で免疫力が落ちたり、免疫力が落ちるような病気になると、それまで潜んでいた神経節から出てきて皮膚と神経を冒すのです。

そうするとさっきお話しした胸部や腹部の帯状疱疹だと肋間神経という神経に沿って暴れ出して、帯状にブツブツ疱疹を出すわけです。出てくるときには発疹を出して、その肋間神経を食い荒らすといいますか、壊すわけです。

その状態になったら、まず抗ウイルス薬を使います。抗生物質は普通はいろんな細菌に対して効くのですが、抗ウイルス薬には、数種類のウイルスしか殺せない薬しかありません。ヘルペスウイルスに関して抗ウイルス薬が開発されていますから、どこの病院でも診断がついたらこれを必ず使うのです。しかし、ある短期間そのウイルスが盛んに増殖しているときに使ってたたいてあげないと効果が出ないのです。

確かに体力があって、自分の免疫力がある人はそれでよくなって、治ってしまいますが、もともと体力がなかったり、免疫力が落ちているような人とか、お年寄りとか、糖尿病のような病気を持っている人はなかなか全部は治りにくいのです。

こういったタイプの人は皮膚の炎症は治ったとしても神経は修復されていませんから結局ひどい痛みを残すことになります。神経の壊れた部分が治らない場合に「帯状疱疹後神経痛」になってしまいます。こうなってしまうと治療に時間と手間が必要以上にかかります。

さまざまな痛みとの関連を考える

神経の痛みは「帯状疱疹後神経痛」の他に外傷や手術後の痛み、そして「がん」などによる痛みがあります。いわゆるそれが「三大疼痛」といわれるものです。

その中で「がん」は最近モルヒネの使い方が上手くなったり、神経ブロックも上手に使えるようになってきて、ある程度、痛みが緩和されるようになったし、ほとんどの人がお亡くなりになるまで痛みをあんまり味わわないでいけるようになってきました。これはそういう意味では救いになりましたが、あとの二つはなかなか大変で、苦しんでいる人が多いのです。

意外に重要なのは、打撲や外傷などとの関連です。

外傷の場合一番大きいのは交通事故で腕が飛んでしまったとか、それから機械に挟まれて折れたとか、あるいは手術で手足を切除する場合にも傷は治っても神経が痛むケースが起こるのです。

たとえば腕や足を切除した後もその部分が痛む症状が残ります。これは「幻肢痛」といわれる症状で、脳が痛みを記憶しているために起こるからです。そういったものが結局あとずっとそのまま尾を引いて痛みとして残るわけです。こういうのは神経をしびれさせてもなかなか取れないです。これは本当だったら知覚神経がないわけですから痛いはずはないのですが、やはり痛いのです。そういう症状はペイン・クリニックのなかでも厄介なものです。

最善の治療法は何かを探る

目に見える傷や炎症が治っても神経の痛みが残る。このような厄介な症状の治療には、神経が壊れないようにしてあげるということが一番大事なのです。今の治療は対症療法がメインで、神経が壊れないように患部を修復するという治療はやっていないようです。

それは単にウイルスを殺すんだとか、炎症を取ってあげるというだけの話です。問題はその後に壊れつつある神経を修復してあげて、それがさらに神経痛にまで行かないようにする療法が必要です。

その点で、「交感神経ブロック」はそれができる方法の雄であり、いち早く治療することによって神経の痛みを予防できるわけです。もちろん痛みはゼロにはなかなかならないのですが、激減します。交感神経ブロックは神経部分に血流をどんどん送るわけですから、神経を修復して、その機能を助けます。

ですからたとえば帯状疱疹のような病気の診断がついたら一日でも早く治療します。治療は皮膚科とか内科の抗ウイルス薬の治療と併用していいと思います。それはそれで治療してもらってなおかつペイン・クリニックにきていただいて、痛みを治療する。両方やってもらえば一番いいのです。

普通は皮膚に疱疹がブツブツできて痛いと、最初にブツブツできたということに目が行きますからほとんどが皮膚科に行くわけです。内科のかかりつけがいれば内科に行くこともありますが、ほとんどが皮膚科にまずは行くわけです。そこで診断をしてもらって、たとえば「帯状疱疹」と診断がついたとしましょう。そうすると抗ウイルス薬や痛み止めが出るだけで治療がワンパターンなのです。

この点で、経験のあるお医者さんですと、その患者さんが他に内科的病気がなにかある、糖尿があるとか、それから非常にしょっちゅう風邪ひきやすい人だとか、免疫力があまり高くないというのはある程度想像がつきます。

これは問診すれば大方わかるわけです。そしてこの人は高い確率で帯状疱疹後神経痛になるなと思ったときに、我々のところに紹介していただければいいわけです。

★脊椎から腰の部分の痛みは血流が決め手になる

手術より血流改善による治療が好ましい「椎間板ヘルニア」

「椎間板ヘルニア」は多くの人がかかりやすい病気です。「椎間板」というのは背骨を構成する脊椎の間にある軟骨をさします。この軟骨は「髄核」といわれる中心部が強い線維で包まれた状態のもので、髄核が飛び出したものが「椎間板ヘルニア」です。「ヘルニア」というのは本来ある場所から「出っ張った状態」という意味です。

簡単にいえば、脊椎の軟骨の出っ張りというのが「椎間板ヘルニア」というわけですが、この軟骨の出っ張りが脊髄神経を圧迫して、炎症で激しい痛みを引き起こすのです。

この病気の治療は以前にはすぐ手術というのが半ば常識でした。しかし、手術では再発してしまうことが多かったりして思ったような満足な結果が得られないということが数多く見られました。そこで手術というものに対して疑問の声が医師の間から上がってきました。

もう一つは最近になって、ヘルニア自身の出っ張っている部分が体内で異物として扱われて

「貪食細胞」によって吸収されてしまうケースが指摘されてきました。いわゆる体内の免疫細胞の一つである貪食細胞に食われてしまい、自然に消滅してしまうというわけです。当然ながら痛みも取れてしまうことになります。

ですから、手術はよっぽど程度がひどくないと行なわない傾向になりました。はっきりいえば様子を見ようということです。そこで足のしびれ、痛み、それから歩けないといういろんなことが起こったときに、温めるなどの理学療法的な治療をして、それから飲み薬、張り薬という対応をします。

しかしヘルニアが起こっている部分は脊椎の中ですから、外からはそういういろんな治療をしてもなかなか効果が出ないわけです。結局、本人は苦しい思いをすることになります。痛さで仕事もままならないし、会社にも行けない。これは本人のみならず、家族に迷惑がかかり、さらに社会的にも非常にいろんな損失が大きいのです。本人も不満で、不本意な生活を強いられてしまうのです。そうした状態が数ヶ月も続くということになれば、本人の精神的な苦労も非常に多くなってしまうということがあります。

そこで、できれば治療しながらヘルニアの吸収を促進して、なおかつ痛みを楽にしてあげるのがベターということになります。完璧ではないにしても、痛みが緩和すれば、本人は仕事もできるわけで、それだけ家族や会社に迷惑がかからないわけです。それを行なうのが「硬膜外ブロック」と呼ばれる「交感神経ブロック」なのです。

交感神経ブロックなら、痛みを緩和できます。血流を改善することによって患部の周囲で起っている炎症を抑える働きをします。加えて痛みの悪循環を絶てます。悪循環とは痛みによってその部分が緊張し、その緊張がさらに痛みを増幅するという連鎖反応です。そういう連鎖反応を取ってあげることが大切です。

脊柱管狭窄症などに効く「硬膜外ブロック」治療

ヘルニアの他にも脊椎から腰のあたりの痛みに悩まされる患者さんは昔から大変多いのです。原因はさまざまです。運動不足だったり、無理な運動をしたとか、慣れない筋肉を使ったという場合が考えられます。引っ越しをしたとか、練習もなにもしないでゴルフをやったとか、思いがけない重いものを持ってしまったとか、そういったいろいろなことが引きがねになって起こってくるのです。

特に背筋といわれている背中の筋肉の損傷を受けると「ギックリ腰」になるわけです。「ギックリ腰」は重いものなどをもったときなど急に腰をひねったときに突然襲われる腰痛です。急性とはいえ、不意打ちを食らうと動けなくなることがあります。この不意打ちのことをドイツ語で「キセンシュス」すなわち「魔女の一撃」というそうですが、うなずける話です。

「ギックリ腰」になると筋肉の中が腫れて内出血するような形になるし、炎症を起こします。そこに対してとりあえず安静にすることが第一です。安静にしている時期と、それからその後回復する時期というのがあります。特に回復してくる時期は腫れた部分に血を送ってあげて、その炎症を取ってあげたほうがいいわけです。そういう意味ではなるべく早く交感神経ブロックというのを併用して、そこの部分の炎症を取ってあげることが重要なのです。

お年寄りになってくると、「脊柱管狭窄症」という病気が多くなります。これは背骨の中の脊髄が通っている脊柱管が狭くなってくる病気です。その中には神経もあれば血管もあるし、いろんな組織があるわけです。それが圧迫されてきて結局血流が悪い状態になるわけです。

そういう狭窄症のようなものはいわゆる老化といわれているものですが、この場合の治療にも「硬膜外ブロック」を行ないます。硬膜というのは脊髄を保護する硬い膜で、その外側で神経ブロックする治療を「硬膜外ブロック」といいます。

この「硬膜外ブロック」というのは「ヘルニア」や「狭窄症」の有効な治療法だと思います。

硬膜の外側には狭い隙間《すき》があって、その隙間に薬液を注射で注入するわけですが、狙いを外してはダメなのです。ちょうど隙間のところで、硬膜という膜を破らないように注入しなければならないのです。ですから非常にテクニック的に難しいのです。これはある程度専門家でないと行なわない治療です。

「硬膜外ブロック」では注入した薬液（局所麻酔剤）が脊髄から分かれて背骨の間から出てくる神経（神経根という）にしみ込んでいって、治療効果が出てくるわけです。この「神経根」というのは運動神経も知覚神経も自律神経も一緒に含まれていますが、「硬膜外ブロック」では、特に自律神経、交感神経だけに働くような適正な濃度の薬液を使うわけです。

ですから、濃度の高いものを使うと要するに麻酔のような状態になってしまいますから、全部麻痺してしまって、動けなくなります。そうするといわゆる硬膜外麻酔とよく言われますような手術するときの麻酔と同じになってしまうわけです。しかし治療する場合はそれは必要ないわけです。我々がやっているのは血液循環をよくする、交感神経の緊張を取って痛みを緩和し、血流をよくするということが「神経ブロック」の目的だからです。

第4章　ペイン・クリニックと精神医学との連携

★現代人は本当の意味で身体と心の治療を受けているのか

近代医学で診断ができない症状（不定愁訴）がある

現在、治療の主流となっている西洋医学では、診断学というのがすごく進んでいます。たとえば、一つの症状として「痛い」という場合、病院へ行ったときに、当然のように検査しましょうという話になります。それでいろんな検査をしたときに臓器に異常がある。あるいは血液だとか肝臓でなにか見つかる。これはもう非常にわかりやすい話で、それがまた本人が訴える臨床症状と一致していれば、これはそれによって起こった病気でしょうということになり、診断がなされるわけです。

我々の痛みの診断でも、たとえば腰椎のヘルニアの場合、ＭＲＩという機械を使って患部を透視検査するわけです。ヘルニアというのは出っ張り神経にさわって痛みを起こすわけですが、それを画像で確認できれば、出っ張っている箇所にヘルニアがあると診断がつくのです。

それは今の近代医学が発達したために患者さんが恩恵を受けられる部分だし、医者も患者も納得する部分なのです。これが最新医学のいちばん優れた典型例なのです。これはどの科にもいえるし、腰痛のみならず心臓でも胃腸でも全部共通しています。因果関係がきちっとしているというか、そういったことになるとそれによって解決される病気は非常に多いのです。

しかし、原因がはっきりしないというかいろいろ調べたけれどもなんだかわからないケースについてはどうでしょうか。なにが原因かわからないけれども、痛みがある、かゆみがある、そういう症状が出てくる場合、近代医学で検査をしたときの診断データと結びつかないケースが起ります。この場合よくわからないから診断できないという話になってしまうのです。逆に言うと診断がつかないから治療もできないということになってしまいます。そういう病気がまだたくさんあって、患者さんが悩んでいることが多いわけです。

高齢化は老化による運動器官の疾患と自由な活動を妨げる

「不定愁訴」についてはすでに述べましたが、高齢化が進む中で、今後、増えてくると思われる症状は老化にからんだような慢性疾患といわれているものです。これは老化にともなう動脈硬化だったり、関節や骨、筋肉など運動器といわれている器官の疾患です。運動器というのは老化とともに自然に弱っていく臓器です。

昔は人生五〇年といわれたころは運動器の衰えは大きなものではなく、元気いっぱいな人が多かったのです。当時はむしろ他の心臓など運動器以外の重要な臓器、そういう器官の病気予防ができないし、ケアができないために人生早く死んでしまうケースが大半を占めたのです。

ところが昨今のように人生八〇年になってくると、皆さんの健康意識が高くなって日ごろからケアするようになりました。心臓がもし悪くてもいろんな薬を飲んだり、手術する場合もある、いろいろな手立てを講じて臓器を長く持たせるようになりました。もちろんいい薬も出て、高血圧にしても維持できてしまうわけです。

そうすると心臓や肝臓など大事な臓器によって死ぬということが非常に少なくなってきました。そこで改めてクローズアップされてきた問題が老化にともなう運動機能の退化なのです。

運動器の退化は関節などの疾患そして痛みなどですが、これは前出の「不定愁訴」が関係していて、なかなか有効な治療ができません。歩くことさえままならなくなるわけですから人間の活動を著しく妨げます。運動器の痛みが生活上の自由を奪う事になります。よく「QOL」といいますが、この生活の質を非常に貧しくすることになります。余暇を楽しもうとか、旅行しようとか、レジャーをしましょうという気持ちが実現できなくなります。

「不定愁訴」の痛みは心身を冒す　これにどう対応するのか

「不定愁訴」による症状はややもすれば近代医学の基準から見れば不可解な面があります。そうすると病気として診るのでなく、気のせいにしたり、老化現象だからしょうがないよという受け取り方で片づけられてしまう傾向があります。

そうした一般的な考え方が、痛みに悩む人たちにとって治療を見捨てられたような感覚を与えてしまって、絶望感を誘ってしまうのです。老化現象だから症状と仲良く付き合うほかないといわれたときに患者さんはどういう反応をするかというと、だんだん気分が落ち込むわけです。こんな痛い思いしていて生きていてもしょうがないと。楽しんで旅行もできない。だったらこんな長生きするのではなかったというふうに思ってしまう人も多いし、逆に周りのそういう人を見ているといつ自分がそういう症状に冒されて動けなくなるのではないかと不安を感じるのです。それが重なってくると、「うつ状態」というか、非常に人間として落ち込んだ状態になってくるのは当然だと思うのです。

これはどうしても改める必要があります。そういう点をフォローしていかなければいけないのです。実際の痛みを治療するほかに精神的なもの、心理的なものからのフォローが欠かせなくなります。

それと同時にいかに痛みを取ってあげて、楽にしてあげるかという、課題に取り組むことが重要になります。老化現象であろうと、仮にその症状が治らないものであろうと、少なくとも痛みを楽にしてあげる、これが不可欠です。それも副作用がなくて、身体に負担をかけない形で治してあげる。実はペイン・クリニックというのはこれができるのです。

★心療内科・神経科の役割を理解して欲しい

ペイン・クリニックと心療内科は車の両輪

私は、ペイン・クリニックの医師は痛みを取る治療をするとともに、精神面の治療を併せて行なうことが必要だと真剣に考えています。心療内科的なアプローチとか、考え方を取り入れて治療しなければいけないということを痛切に思っているわけです。

心療内科の先生と組んで、もっと専門的なアドバイスをもらう。肉体的な痛みを、治すこととともに精神的なものも一緒にカバーしていかないといけないんじゃないか。それはペイン・クリニックの医師としてはは当たり前のことかもしれませんが、両方やっていくのが我々の役目と考えています。

心療内科というのは、いわゆる「ノイローゼ」や「パニック障害」、軽い「うつ病」などを診療する診療科のことです。ですから身体の症状だけでなく、心理的な面のほか社会的な問題を含めて統合的に診るわけです。

上記のパニック障害というのは、あるとき突然、激しい「めまい」や「動悸」「手足のふるえ」を感じて、死の恐怖と不安に襲われる症状です。不思議なことに病院では異常が見つかりません。また「うつ症状」との合併症も起こります。一概にはいえませんが、原因として極度のストレスが考えられます。

治療の対象となる症状は上記の他に若者に多い「摂食障害」やリストラなどの社会的なストレスにさらされている中高年の「慢性胃炎」や「胃潰瘍」、「高血圧」、「心筋梗塞」のほか「頭痛」、「腰痛」など多岐にわたります。さらに「自律神経失調症」「更年期障害」「月経前緊張症」などもあります。

心療内科での主な治療法は薬物療法と心理療法が一般的です。薬物療法では「抗不安薬」や「抗うつ剤」ですが、不適切な習慣によって身についた悪癖については行動パターンや思考パターンの変化を図り、症状改善をめざします。治療の特徴は「リラクゼーション」で、ストレスによる心の緊張からの解放を目的にします。

心療内科の医師はほとんど精神科の先生がなっています。「ペイン・クリニック」の医者がほとんど麻酔科の先生がなっているのと同じようなものです。心療内科はストレスを中心とした現代的な症状に対してのフォローをするもので、コンサルテーションするというような形が精神科から分かれてきたわけです。

本来の精神科ではもっと心の奥深い症状や病気を扱っていますが、心療内科では、日常的な形の疾患、たとえば人間関係が上手くいかないことによって起こるトラブルや心の葛藤で悩む。そういったものに対してのアドバイス、フォローをするわけで、相談役というか、それに近いものだと思います。

ペイン・クリニックと心療内科の医師は肉体と精神の両輪というか、心の支えと肉体的な支えを行なって、痛みを取っていく。これからはそうしたやや複合的な治療が必要な時代だと思います。

痛みが先か、心が先か、治療は心身の両面からが望ましい

以前から心の問題が逆に肉体的な病気を起こすという話が話題になっています。たとえば心に感じるストレスによって、ある日、胃潰瘍になってしまう。これはもう心の問題が明らかに発症のヒキガネになっているのです。

逆のケースもあります。このほうが納得しやすいのですが、慢性疼痛といって長い間痛みを

伴った症状が「うつ症状」を招く場合です。結論を言えばいずれの場合もありうる現象です。たとえばすでに申しあげた「帯状疱疹」の場合、手当てを間違えて「帯状疱疹後神経痛」になってしまってそれが長い間痛みを伴っていると、その肉体的な痛みが心の問題を起こして「うつ症状」になってくるのです。心が先か、痛みが先か、どちらが原因ということはないと思いますが、そういう相互作用があります。

だからこそ治す点でも両方の面から治していかないと本当の意味の治療にならないと思います。こうした身体と心からの相互発症現象は慢性痛、慢性疼痛といわれている痛みが特に当てはまります。

一方「急性痛」というのは短期間で治まる痛み、それでなおかつ原因がある程度わかっている痛みが多いので心の症状にエスカレートしないケースが大半です。その原因も睡眠不足だったり、骨折だったり、ある程度、わかっていて、それでそれに対して対応すれば大体治ってきます。

ところが「慢性疼痛」というのは非常にこじれることが多いわけです。そのなかで身体と心の両面から治療しないと上手く回復しないのです。この「慢性疼痛」は、先が見えないので非常に心を暗くして、希望のない未来を暗示させるからです。

それだけではありません。たとえばまだ健康だが「慢性疼痛」の危険に不安を感じている人が他患者の様子を見たり聞いたりした場合、果たして自分はどうなるのだろうと考えると思います。

そうしたとき、当然、痛みを取りたいと心から考えるでしょうし、そういったものを見ていると自分の状態をインターネットで調べたり、本で調べるということができるわけです。そうすると自分がちょっとでも身体の調子が悪い場合、病気ではないかと不安が募るわけです。

そしてやっぱり具合がよくないという場合、非常に暗くなってしまいます。希望がないと心理的なダメージを受けやすいのです。その点で痛みの治療とともに、痛みによって冒された心の疾患をフォローしなければいけません。

痛みに対する精神分野からのアプローチ

心療内科の治療というのは患者さんと話をすることがすごく大切で、時間がかかります。患者さんの悩みに対して一つ一つ話をしながらほぐすのです。

一般的に患者さんが落ち込んでいる状態のときに「抗うつ剤」を使うと割と早く回復して明

るくなってきます。ところが痛みに関してはなかなかそう上手くいかないのです。ましてや「慢性疼痛」の場合は簡単に治療がはかどりません。簡単にいえば、痛みが取れないと患者さんは明るくなりません。

痛みに対してのアプローチはゆっくりしているというか、早く進まないのです。患者さんの側もそういう意味では心からのアプローチでは痛みがすぐ取れないじゃないかという話になりがちです。

しかし心療内科は診断がはっきりしない段階でも痛みを緩和させようと努力します。短期間かもしれませんが心のアプローチが「痛みは取れるものだ」という安心感を与えることができるわけです。それが患者にとってありがたいことなのです。「痛みがない状態ってこんなだったんだ」という状態を患者さんに思い出させる。そして、具体的にこうすれば痛みが取れるイメージが固まれば、治療への意欲が湧いて、精神的な安心感をもてるのです。この心の変化がすごく大きいのです。

これは痛みで今まで苦しんでいた人にとって、長い間苦しめば苦しむほどそれは骨身にしみてわかるのではないでしょうか。

同じような病気に対して心と身体という違うアプローチをした場合、精神的なものは長期的な治療展望でフォローする必要があります。心のケアをしていくという部分が心療内科からのアプローチです。一方、痛みをかなり早く取っていって、勇気づけていくという部分がペイン・クリニックです。この組み合わせが非常にいいのではないかと思うのです。

私は今まで余りそういう心療内科の直接的な治療法というものを本格的に併用してこなかったのですが、これからは絶対していかなければと思っています。その代わりに私は漢方薬を使っていました。

漢方薬のアプローチというのはベースとしてすごく大事だと思います。老化現象一つにしても、ある程度防いであげることができます。というよりも老化を先に延ばしてあげて、いろんな身体の機能を元気にしてあげる。たとえば食欲一つにしてもそうです。そういったものをよくしてあげるということは患者さん本人にとって非常にいいことです。

今まで痛くて、落ち込んで、食欲もなかったのが食欲が出てきたということによって、やる気が出てくるわけです。そういった面の精神的なフォローというのでしょうか。それを私は漢方薬でやってきたわけです。そういったことをやって、じっくり体づくりをするのです。それが治療のポイントです。

東洋医学における「血の流れ・体液の流れ・気の流れ」に注目

精神面における治療は主に心療内科が中心的に担いますが、それと関連して言えば東洋医学でいえば、「気」の問題と通じている面があります。

「気」というのは一般に難解な印象を与えますが、簡単にいえば一種の精神状態の流れということです。治療が進んでいれば、身のまわりのいろいろな現象に対する反応もいいし、心の状態も安定しているわけです。

ところが気が滞っているというときは「うつ症状」になって、心が塞がれてしまうわけです。そういった状態というのは気が晴れないとよく言うように、気分がなかなか晴れないし、なかなかすっきりしないという状態です。

これはいわば人間の生命循環の問題で、これには「血の流れ」がある。また「体液の流れ」がある。さらに「気の流れ」があるのです。この三つの流れですが、東洋医学ではこうした「気の流れ」を診ているわけです。

「血の流れ」は血行ですから誰でもわかります。「体液の流れ」は血液外のものです。専門的にはリンパも含めて「細胞外液」といいますけれど、いわゆる血管でない組織のところの水です。これを全部体液というわけです。

それと「気の流れ」というのがあります。それぞれが流れていないと身体は正常ではありません。特に「気の流れ」の場合ですが、この気が滞っている状態は結局精神的に活発ではありませんし、物事をやる気もないし、いわゆる気持が落ち込んでいる状態です。

これをなんとか晴らしてあげるということが漢方でできるわけです。それに「ペイン・クリニック」の治療を結びつければ、心と身体の両面から治療することになるのです。「血の流れ」と「体液の流れ」は血行や身体機能の回復で、「気の流れ」は心の治療です。

そういう二段構え、三段構えで行なった治療を行なうわけですが、気というのはいかにも今で言うと精神的な、心理的な、心療内科的な部分がすごくあるのです。そういう点でいくと今の東洋医学の中にもそういう考え方、心療内科の考え方というのをくっつけていかなくてはいけないのではないかと思うのです。その辺からも身体と心の双方から診ていくことが重要ではないかと考えます。

★痛みを防ぐ中年からの予防的準備……よく動く、運動器官を働かせる

運動器官に対する予防が足りない

よく指摘されることですが、何かと身体に不調が出やすい中高年からの健康は日ごろの生活習慣が大きく影響します。ということは、健康で充実した生活を送れる人も出る代わりにつらい目に遭う人も出るわけです。その点では、どなたも本当は四十代から健康にかかわる準備をしておかなければならないと思います。

中高年になると、ある程度みんな人間ドックを受けます。その他、ある意味の生活習慣病なり、成人病に関してはかなりケアをするという予防手段を講じているわけです。が、一方で、「QOL」を向上させるような運動器官に対しての予防手段やケアについては多くの方が準備をしていないと思います。

もちろん、たまたま運動が好きだった人がたとえばゴルフでもいいのですがスポーツをしていることによって結果的に運動器を鍛えていたというケースはあります。それでいわゆる骨粗

鬆症とか、いろんな関節の病気にならなかったということになると思います。しかし、こうしたことはいわば結果論かと思います。ここではそうではない生活習慣に即したケースを想定しなければなりません。

たとえば、もともと家の中で字を書くのが好きだとか、正座してお茶をやるのが好きだとか、俳句を読むのが好きだとか、そういった膝を酷使してきた人というのは将来、膝の病気になる可能性が高いわけです。それなのに、戸外で歩くといった運動器官の基礎的な訓練をやっているかというとやっていないわけです。

一般的に運動器官の訓練をしない人は性格的に「静」の生活を好むようです。あなたはいかがですか。この「静」の人というのはどちらかというと動かない趣味を持っています。これに対して性格的に「動」が好きな人というのは動く趣味を持っています。すなわち外に行く趣味を持っています。

戸外で動く習慣が大切だ

「静」と「動」この二つのタイプを比べてみると「動」の人のほうが運動器に関しての「QO

L」は高いといえるでしょう。ところがこの点に関しては「静」の人というのは将来的に運動器官の訓練不足のために障害に悩まされる危険があります。この事実は傾向として明らかなようです。

私の経験から見てやはり外で動いている人というのは動き回りますから、ハアハアハアと呼吸する。ということは息をいっぱい吸うし、だから動くということもあって心臓や肺を自然に鍛えているわけです。また動き回ることによって筋肉を鍛える、骨を鍛えています。

ところが中にいる人というのは深い大きな呼吸はしません。ハアハアなどしないし、汗もかかない。ですから心臓に対しても、肺に対しても非常に負担が少ないのです。負担が少ないということは、逆に鍛えられてないということです。汗もかかないということは代謝に関しても非常によくないのです。なおかつ動かないために骨も弱くなる、筋肉も弱くなる。そういう状態を持ってもう何年も何十年もずっと来ています。

そうするとある程度の年になって身体の不調が発症したとき、運動不足を悟って「静」の性格の人が「動」の運動をするというふうになれば非常に将来は明るいわけです。その発想転換というか、動機づけといいますか、どういうふうにしたらいいんだということのアドバイスなり、指導というのは必要で、治療の範囲に含めてもいいと考えます。

これは患者さんも中高年になったら考えなければいけないことです。それでいろいろ努力してその間にいろんなことをやっていった結果が老年になって生きてくるわけです。人生八〇年の中でその後半生は二〇年から三〇年はあります。その間の人生を非常に楽しく活発に動いて過ごせるかどうかは中年初期の発想の転換にかかっているわけです。

「静」と「動」のバランスが決め手、具体的な運動の目安は……

運動といいましたが、私はしゃにむに動けばいいというつもりはありません。「静」の生活に慣れてそれで不都合がなければ、やはりそれが悪いとは思いません。また。それで自分の趣味とかに生きがいを感じているわけで、それはとてもすばらしいことで、健康を保つ秘訣といってもいいでしょう。

問題は、「静」と「動」のバランスです。どちらか一方に偏ってはいけないと思うのです。簡単に言うと、これは東洋医学の発想で、「静」と「動」のバランスを取る、それによって人間の体が非常にいい生活状態になるということです。

「動」の人でも動き回ることによって落ち着きがないとか、それから動き過ぎることによってけがをするとか、そういったのがあるわけです。一方、「静」の人は割と静かに動き回るので、けがをしません。そういった意味では「動」の人というのは「静」の人の利点を見習いなさいと東洋医学では言うのです。

では具体的な運動の目安はどう判断したらいいのでしょうか。それは無理をしないことが最も重要です。それまで歩いたこともない人がいきなり発奮して一万歩歩いても効果はないし、危険でさえあるのです。あくまでご本人の能力の範囲でできることをして、続けること。

さらに続いたら徐々にレベルアップしていくことです。方法を間違えると逆効果です。ちなみに歩くのなら、おおよそ、一分間に八〇メートル歩くのが目安です。仮に一日一万歩歩くのなら、どのくらい時間がかかるか計算すればそれでいいわけです。

ただし、基本的にはジョギングのような走ることはあまりお勧めできません。が、だらだら歩きもいただけません。いずれにしても大体、速歩きがいちばんいいとされています。この場合、きちんとしたウォーキング・シューズをはいて、できればコンクリートの上でなく土の上を歩ければ最高です。

★悪循環に陥ったら医師に任せる　意固地・自信過剰を捨てる

身体に「悪いスパイラル」を脱出する

身体（肉体）が活発で、いい状態になっていれば心もウキウキしますし、よし、なにかやってみようと前向きなプラス思考になるものです。プラス思考になれば、さらに肉体を活性させて、動きをよくする。

ところが逆のケースもあります。身体の状態が悪いと、気分が落ち込みます。すると何をするにも臆病になり、マイナス思考に陥ります。症状なら、痛いから精神的にうつになる。うつになるからまた痛みがひどくなる。どんどんどんどん悪循環に陥っていくケースです。

両方とも「心」と「肉体」が作用し合う現象です。片や身体に「よいスパイラル」だし、片や身体に「悪いスパイラル」です。「よいスパイラル」にどうやって持っていくかというのは自分の心構えによって違います。その分かれ道で一番大きな影響を及ぼすのが「心がけ」であり考え方です。

大きな課題は「悪いスパイラル」に陥ったときの対処です。まず早く、ある程度専門的な人のアドバイスなり、意見なり指導を受けるということです。自己判断しないということがすごく大事です。自分ではすごく自信を持っていて、絶対俺は平気だと思っているものです。でも実は自分でおかしなところがあると知っている、そういう自信過剰は避けたほうが賢明です。性格的に意固地だったり、格好つけて俺は悪くないんだと、まだ若いんだぞという自意識はいったん捨てて欲しいのです。しかし、ある程度の年になると性格は変わらないでしょうから、その辺が難しいのです。

もう一つの課題は「ペイン・クリニック」を知って欲しいということです。残念ながら、現状ではペイン・クリニック科というものがあまり知られていない、まずペイン・クリニックに第一番目にかかる科ではないのです。誰かの紹介だったり、どこかへ行ったけれど治らなかったとか、整形外科へ行ったけど治らないだとか、というケースが結構多いのです。

そういう点から考えるとペイン・クリニック科でどういうことをやるかというのはすごく興味があるでしょうし、わからない部分が多いかもしれません。ですからまずペイン・クリニックの内容についてもっともっと関心を向けていただきたいと考えます。

ペイン・クリニックの基本対応?

ペイン・クリニックは人間という生き物がもともと痛みを痛みとして持っているものだと認めることからまず始まるのです。そのうえで患者さんが痛みをどう訴えるのかを診るわけです。痛みの原因というのはたくさんあるし、原因が見つかる場合もあれば見つからない場合もあります。なかには摩訶不思議な痛みもある。いろんな痛みがあるけれども、ともかくこの人は痛みを持ってきたということが大前提です。

それに対して、ではどういうアプローチをして治療しましょうかという話になります。そのときに診断がついて、治療法の選択肢を決めるのです。たとえば手術が適用ですよという場合もある。でもヘルニアのように最近は自然に吸収されてしまうんだという考え方が定着してきましたから、整形外科でも手術はさほどやらないケースも多くなります。

でも本人は痛い。そうすると痛み止めの飲み薬となりますが、これを続けると胃を壊したり、肝臓に問題がでてきたり、そういう点であんまり長く続けられないわけです。その点は我々のペイン・クリニックはほとんど副作用がなくて、痛みが確実に取れていくという治療が最適ではないかということになります。いわゆる「交感神経ブロック」です。

その次に、説明です。困るのは痛みの原因が見つからないという場合があることです。それでも痛いというケースがあります。この場合はではその痛みの原因は何なんだろうという原因を探ります。

それを私は東洋医学で学んだのですが、これについては、表から見る西洋医学と裏から東洋医学を併用します。この方法ならば、すでに述べた「オ血」とか「水毒」という西洋医学では診断が難しいと思われる症状をカバーできるわけです。ここに大きなメリットがあると考えています。

「がん」の痛みと治療を考える

どの病気も治療は大変です。とりわけ痛みに関していえば、「がん」がよく引き合いに出されます。一五年、二〇年前までは「がん」というのはもう死の病と同じだと言われたものです。が、今はある程度早期に発見すれば治るものだし、最近では「がん」と上手く同居していけるものという考え方が広がりつつあります。ですから必ずしも死を迎えなくてもいい人がたくさんいます。「がん」に伴う痛みに関しても、緩和する方法が進んでいます。まだまだ完璧ではありませんが、でもかなりの部分、好ましい方向に向いてきました。

「交感神経ブロック」が「がん」の痛みに対しても有効であるという考えがあります。「交感神経ブロック」は血行促進だけでなく痛みを緩和する働きをしますから、かなり期待できると思います。これは直接がんを治すということよりも「がん」に対して裏からフォローする点で見逃せない方法です。

「がん」治療ですと、すぐに手術して患部を切ったり、放射線療法や抗がん剤を使います。しかし、そういった発想ではなくて、違った選択肢があってもいいのではないかと思います。たとえば抗がん剤は免疫を弱めているだけだという指摘が専門家の間からも出されています。また放射線療法を含めて多くの「がん」治療が周囲の正常な細胞をも壊してしまうという批判もあります。がん細胞に冒された部分だけピンポイントで壊すのは非常に難しいと思います。

これからは「がん」治療に対しても正常な細胞を残すというやり方でないとおかしいと思います。そうした点で、これまでの治療法を診療科の壁を破ってボーダーレスな視点から改善する必要がありますし、その改善の中に痛みに対する対応法として副作用の心配がない「神経ブロック」を加えていくべきだとおもいます。

★これからの治療のあり方を探る

これからは身体に打撃を与えず、血もみない治療法で……

これからの治療というのは最低限の必要があれば手術をするけれども、ピンポイント的に正常な体内組織を痛めることなく悪い患部だけを取る方法が求められます。もし後に患部の痕跡が残ったら、それに対して、体内の免疫を上げる方法を講じるようにしなければなりません。たとえば「がん」ならば、細かい目に見えないような形の「抗がん剤」的なものでたたくという方法や、弱い放射線で治療するとか、そういったいろんな組み合わせでやっていくようになるのがいいのではないでしょうか。医療技術の急速な進歩はそうした方法を可能としています。

要するに身体にやさしい方法です。検査法も、手術になってもそうです。これを専門的には「非侵襲的」というのですけれど、体に「侵襲」（侵したり襲うこと＝打撃を与えること）を与えない方法です。また「非観血的」という対応が求められます。これは血を見ないという意味です。

たとえば、あまりお腹をガバッと開けて胆石の手術をしない、腹腔鏡で小さな穴だけ開けてそこから胆嚢を取るわけです。これなら「侵襲」が少ないし、入院期間も少ないし、麻酔だって軽くてすみ、しかも回復が早いわけです。

要するに全身的に害のない治療が主流になるべきです。早い話、麻酔一つにしてもすごいストレスになるわけで、人間の体にとっては。そういったものが少なくてすむという方法が常識になってきています。

以上のような治療のあり方は、人間の体に害が少ないわけですし、回復もいいし、なおかつ経済的効果もあるわけです。

これからは広い視野から組織だった医療環境づくりが課題になる

ペイン・クリニックと心療内科を含むこれからの医療の課題は患者さんが「心と体を柔らかくする」環境創りだと考えます。医療をもうちょっと次元の高い部分から見て、目標を高いところに持っていくということが難病を救う道に通じるし、これからの大事な指標ではないかと思います。

その手段としては、たとえば医療現場において、一人の人間が持っている生きがい、趣味、そういったものを尊重する環境をつくることだと思います。たとえば同じような趣味の人が集まった中に入れてあげる、もし可能だったら一緒に旅行をする、温泉が好きだったら温泉でもいいでしょう。言い換えれば医療に社会性をもたせることです。

もっと思い切った例をあげれば、サッカー大好きな人間がワールドカップのサッカーを見て、日本戦で興奮してワーッとやっているときに、思わず痛みを忘れて立ち上がった様子を想像してみてください。立てなかった人が立ってしまった。これはよく聞く話です。患者さんに熱中するもの、興奮する場をつくってあげることによって、治療効果を上げる試みがあってもいいのです。

そうした考え方からいえば、痛みについても新しい発想が生まれて来ます。

痛みについていえば、少なくとも国によって取り組み方が違うのは明らかなんです。アメリカやヨーロッパというのは痛みに関しての治療に対して組織づくりが発達しています。ペインセンターなど当たり前のようにありますし、痛みのプロであるペイン・クリニックドクターを頂点にしていろんな科の先生がそこの下にいて、患者さんをを取り巻く環境を含めて治していこうとしています。

一人の患者さんに対して、日本では縦割りで何科、何科という対応で、痛みについての治療がバラバラで組織立っていません。しかしこれを改めるべきです。その要点は、イニシアティブを取る専門家がいて、そういう人がいろんなアドバイスをする。それは医者だけではなくて栄養士だったり、理学療法士だったり、いろんな人たち全部の意見を聞く体制が必要です。

それで痛みに対してこのAさんという患者さんにどう治療したらいいかと考えて環境づくりをつくる、治療方針を決めるということです。こうすれば広い視野から痛みを頂点とした診療組織づくりができるのです。これは医療のあり方として非常に合理的だと考えます。

社会に開放された医療施設のあり方を問う

聞く話で温泉に行って痛みを取ってくる話があります。それはいいし、ホッとするわけですが、痛みはそんなに簡単に治るわけではありません。それにいかに温泉がよいとはいえ、よほどのマニアでないかぎり三日も四日もいたら飽きてしまうのではないでしょうか。なぜかといえば多くの温泉には仕事や生活にかかわる利点が少ないからです。

たとえばバリバリ仕事をしている人が病気になったとき、仮に病院で仕事ができればまた違うわけです。病気の身で仕事はできるものかという印象もありますが、それは人によりけりで仕事をすることで逆に体調がよくなるケースもあるのです。

現在、インターネットが発達しているわけだから、小さなテーブルをおいてパソコン操作で仕事場をその場につくってしまうとか、またその場でできるような、趣味や楽しみがあれば治療にも好ましい影響が期待できるかもしれません。磁気の関係で病室にパソコンを置けないというのなら特別室を用意してもいいのではないでしょうか。

要は病院を治療のための閉鎖的な空間と限定するのではなく、社会に開放する発想が求められています。

前出のアメリカの「ペイン・センター」はそういう社会的に開放するというような意味が入っています。よく「ホテル」と「ホスピタル」の語源は一緒だといわれていますが、小さなスペースでも、ホテルにいるようなホッとする部分、プライベートな空間、それと自分でいろいろ満足度を得られるような設備というのを持たなければいけないのです。

先般、マスコミで報道していましたが、鹿児島の某病院では畳の病室があって、しかもそこでは食べるものも食堂で決まったものでなく、自由な治療空間が設けられているという話がありました。これは一例ですが、これからの医療には従来の常識や思い込みに縛られないまったく新しい試みが求められていると思います。

第5章　医師としての生き方と人生

★大きかった医師としての父親の存在

父が町医者として「町病院」を開く

私の父親は四国高知県の土佐山田というところの出身で、大学は熊本大学（旧制第五高等学校）に行き、医学を学びました。熊本大学を卒業した後、病院勤めをして、その後、横浜に転居し、保土ヶ谷というところで開業しました。

転居したのは母親の実家が横浜だったことも影響して開業は私が小学校に入る前の昭和二九年でした。病院の名前は「町病院」といいましたが、その名のとおり町医者でした。

父親は外科医で消化器外科が専門でしたが、昔の医者ですから、専門の外科以外のことも何でも手がけました。お産もやれば整形もする。整形といっても骨折の手術もやりますし、よほど難しいもの以外はすべての治療をしていました。

その後、病院が徐々に大きくなるにつれて、何回か増築して、病棟も増えてきました。開業当初、医師は父一人で入院ベット数も一九床ほどでしたが、婦人科と内科の先生を増やして、三人の医者で診療していました。

母親は横浜の元町に店を構える「竹中」という家具屋の娘です。そのころ、父は九州の佐世保での病院で勤務医をしていました。ですから母は里帰りして私を産みました。母親は私を連れて佐世保に帰って、熊本大学に一時勤務し、その後、私が幼稚園のときに一家で横浜に帰ってきました。

帰ってきてそのころ幼稚園というのは、あまりなかったのですが、たまたま知り合いの関係で、横浜の山手の山手教会附属のカトリックの幼稚園に入りました。この幼稚園を卒業して、私立の小学校へ入学しました。

子どもの頃から将来は医師になろうと漠然と考えた

小学校は精華小学校という名前で男女共学でした。中高校が女学校でしたが、そこの附属精華小学校に入りました。わずか一クラスしかなくて、四〇人（男子二五名、女子一五名）しかいないクラスでした。

少人数が幸いして当時のクラスメイトとは今でもつきあっています。中学・高校は聖光学院

（男子校）に入りました。その頃、この学校は創立三年目で、私が中学一年のときに高校ができ、その後、講堂や体育館ができてと広がっていきました。いわば聖光学院の創成期みたいな時期でした。

高校二年のころに進路を決めるときに理科系を選びました。私は弟と二人兄弟で、長男でした。毎日病院の中で育って病院から学校へ通っていたので、将来、自分の道は、医者の道なのかなというのは、何となく感じていました。特にそれを強く意識したのは、高校生ぐらいからでした。

進路を決めるとき理科系か文化系かの話になりましたが、ごく自然な気持で理科系を選び、さらに医学部への道を選んだようです。

志望校は私立の医学部に決める

私は高校時代、あまり勉強する方ではありませんでした。むしろ運動が大好きで、学校へ行って授業が終わってからもバスケットばかりやっていました。ですから体育館で明け暮れたような記憶が残っています。

ですから受験では国立のように学科の多いのは無理でした。そのため私立の理科系を選びました。当時聖光学院の場合は、私立の理科系、文科系、国立の理科系、文科系と分かれます。そういう分け方をしていましたから、私は必然的に私立の理科系に入りました。そのなかで医学志望の人も工学志望の人も一緒でした。

高三になってから進路が細かく分かれて、医学部に行こうということをはっきり決めて、学校も大体決めました。志望校は東京中心に私立の医学部を狙いました。しかし最初の受験は失敗しました。

一浪した後順天堂大学医学部に入りました。その頃「町病院」は救急病院で、夜中も救急車が来て、いつも父が起こされて処置をしにいくのを見ていたのを思い出します。いずれは私もこういう外科医の道を歩むのだろうなというイメージは漠然と感じていました。

ただ医学部に入ったときにはそんなことまでは考えず、ひたすらスポーツが大好きで、高校時代の延長のように運動ばかりしていました。

★大学ではよく飲み、よく遊んだ

大学の伝統は「病にとらわれて、本質を見失うな」

私はスポーツが好きでしたから、大学では冬はスキー部と、夏はバスケット部と年間半分ずつやり、その合間を山岳部に入って山に登ったり、ほとんど休みもなくクラブ活動をしていました。おかげでクラブ活動を中心として友達や先輩・後輩のつながりがたくさんできたし、すごくいい人間関係に恵まれました。

もちろん医学部というのは勉強が大変です。大変ですが、私たちの頃は教授たちものんびりしていて、学生ものんびりしていました。最低限の勉強をすればいいというようなムードがありました。勉強についてうるさい先生も少なく、のんびりした時代でした。

それよりも、自分の身体を鍛えなさいとか、人間との交流、輪、チームワークをしっかりつくれというようなことを教えてくれました。特に順天堂というのは、「病気を見ずして人を診ろ」という伝統がありました。この伝統は現在でも変わっていないと思います。この伝統は大学の教えです。要は「病気にとらわれて、本質を見失うな」ということです。

こうした教えを実行するためには、単に学問だけではなくて、いろいろ人間を見る目も養わなければいけないということを教えられました。その点では人間関係が大事だなという点を重視しなければと思っていました。

大学時代はそうした雰囲気でしたから、先輩もその点をよく教えてくれました。順天堂大学の校風はいろいろな面で人と人が交わる、いい環境が整っていたと思います。

大学はお茶の水で今と変わりませんが、医学部に入った最初の二年間は、千葉県の習志野（総武線の津田沼）にありました。医学部は六年ですが、当時二年間は一般教養と基礎を学びました。順天堂は今も変らず二年間のうちの一年間は全寮制で、強制的に寮に入らされました。その一年間は楽しいことも辛いことも思い出がたくさんあります。

そこでの経験で、今、役立っていることの一つは、お酒を飲めるようになり人とつき合えるようになったことでしょう。というのは私は高校がカトリックの学校だったので、酒は一滴も飲めなかったからです。カトリックの学校は禁酒です。もし飲酒が見つかったら間違いなく退学でした。

創立は江戸時代、建学の精神は「健康」

順天堂大学は医学部と体育学部（現在は「健康学部」）の二つの学部があります。もともと順天堂大学の建学の精神が「健康」ということだったので、これに的を絞った学部だったとのことです。

順天堂大学は江戸時代の千葉佐倉の佐藤家が創設した小さな町医者まで遡ります。昨今、創立一五〇周年の祭典を行ないました。もともと医者を育てる学校でしたけれども、戦後になって、創設者の子孫である先生が大学をつくるといったときに「健康」を建学の理念に掲げたのです。

この理念は病気の人だけを健康にするというのではなくて、病気になる前に、人間を健康にするためにはどうしたらいいかということで、体づくりをするための学部をつくろうという趣旨から体育学部をつくったのです。ですから大変ユニークな発想で、他の大学にはないケースです。

今でこそ健康は国民のコンセンサスのようなものですが、戦後すぐに病気になる前の健康維持といった考え方はまだとんでもない時代でした。

まだまだ病気にしても、まだ感染症や結核が不治の病と考えられていたのです。ですから、なかなか先見の明があったと思います。我々は医学部に入ったときには、体育学部と医学部が一緒にすごしました。私たちの学年は医学部が六〇人入り、その一割の六人が女子で体育学部はたしか一二〇人でした。

女子がなぜ一割かというと結婚などの他、医者になった後に、医者として医療に従事していくことができにくい環境があります。当時は大学としてそういう女医さんの育成を制限していたのではないかと思います。もちろん今は制限がありません。

寮の飲み会で自分の適量がわかる

大学の最初の二年は千葉県習志野で、医学部は体育学部と一緒の寮に入りました。大学のキャンパスはかつて習志野の旧陸軍の演習場があった場所でした。演習場の跡を順天堂大学が、買い取って、そこに大学を建てたのです。その頃、運動場とか体育館、寮などは昔の兵舎だったのです。

建物は非常に古めかしく、茶色の板張りの外装でした。部屋には二段ベッドが四つ並んでいて、八人部屋でした。部屋長というのは一人いましたが、残りの七人のうち、二人が医学部でした。それで共同生活です。医学部というのは、夜遅くまで勉強があるし、宵っ張りが多いわけです。当然、朝は弱いわけです。

ところが体育学部というのは、早く寝て朝、朝練（早朝練習）というのがあり、これは授業の前に練習するわけです。ですから朝六時ごろみんな起きていくわけです。

体育学部は朝型、医学部は夜型と生活のペースが違っていました。しかし、寮の中では仲良くやっていました。寮では毎日どこかの部屋で飲み会をやっており、我々も呼ばれて飲まされました。そのおかげで私は酒が飲めるようになったと思います。それがなかったら多分お酒は飲めなかっただろうと思います。

当時は自分の適量というのもわからなかったわけですが、飲むうちに自分のお酒の量がわかるし、おかげで医者になってからそんなに酔ったことはありません。今では体育学部の先輩に感謝しています。

大学時代、特に参ったのは風呂です。これは実は昔、馬を洗った桶だったのです。コンクリートの大きな風呂桶のようなものがあるのですが、我々医学部は学校が早く終わるから、先を争って入ったものです。

というのは体育学部が入ると後が泥水になってしまうからです。後からはとても入れない。ひどいものでした。そんなことをやって二年過ごしました。医学の勉強を本格的にやりだしたのは二年の後半でした。こうして基礎を終了して専門課程に進みました。

★医学の勉強は時間をかけてじっくり取り組むべきだ

30年以上も前に全診療科を体験する「インターン制度」が廃止された

医学部の勉強は掛け値なしで大変です。これは大袈裟にいえば医学が人の命を左右するのですから当然です。医学の進歩で今は学ぶべき内容は規定の六年間ではとてもやりきれないかも知れません。

現在ではその内容は生理学から遺伝子医療まで検査法や手術などに細分化され、より専門化していますから、ひと頃より何倍にも増えてしまったので、結局、勉強する時間が足りないということになります。ですから今では最初の一年目から医学部の勉強を始めるようです。

しかし、我々のころは教養課程を二年間、その後、基礎といって解剖学、生理学、病理学などを学び、さらに臨床という内科、外科を学んだのが二年間だったのです。五年ぐらいになるとやがて医師国家試験が待ち構えていますから、懸命に勉強することになります。

インターン制度（後述）というがありましたが、昭和四五年頃は学生運動が盛んで、東京大学でも医学部でインターン制度反対が叫ばれました。医師国家試験を通って医師になる前に医療を行なうことが問題になったのです。それが全学に広がって安田講堂の占拠事件にエスカレートしました。私は四八年の卒業でしたが、あのころは授業も休講、休講でした。随分すったもんだしましたが、結局はインターン制度が廃止になりました。ですから私のときにはもうインターン制度はありませんでした。

インターンというのは、医師国家試験を受ける前にすべての診療科を体験する制度です。その目的は医者になったときに薄く広く、どんな症状でも診られるようにする実地訓練でした。期間は一年でした。インターンは医者の資格は正式にないのですが、医者と同じことを幅広く診る。お産もやれば、盲腸の手術もやる、内科の医者も行ないます。そこに医師として必要な心構えと資質が身につく重要な素地があるのです。残念なことにインターン制度に廃止で、この機会が医学生から奪われたのです。

インターン制度がなくなってしまって、卒業したらすぐ国家試験という制度に変わりました。ですから卒業して医者になると、すぐに自分の専門を決めなければならないのです。私のときは外科なり内科なり、自分が選んだ診療科について専門的な知識を身につける必要から「レジデント」(研修医)という制度が採用されました。これは全診療科を体験するインターンではなく、内科ならなら内科、外科なら外科で、診療の中身が細分化されます。たとえば内科なら「循環器内科」や「消化器内科」などに分かれます。「レジデント」というのは、細分化された科を専門的に体験するシステムです。あのころはだんだん専門科に分かれていき始めた時代だったのです。

問題は医師としての助走がなく、すぐ専門医になるシステムにある

そのころ順天堂大学で内科を臓器別に分けるようになりました。循環器内科すなわち心臓とか血管を扱う内科、そういう循環器内科ができ、呼吸器内科、消化器内科などが分化されていました。

大学病院では小さな科をマイナーといい、大きな科をメジャーといいます。メジャーは内科や外科です。マイナーの科というのは、眼科、耳鼻科、皮膚科などです。麻酔科もマイナーでした。その科に入る人たちは卒業してすぐに専門医として入るのです。インターンはないし、研修医でもない。すぐその耳鼻科医、眼科医になる。その専門しかやりません。ですから専門の狭い世界しか知らないことになります。医師としての助走がなく、いきなり専門医になるわ

けですから、現場で医師としての活躍の場が非常に狭いのです。

たとえば耳鼻科医はもしだれかが倒れていて、その人が心臓の疾患で、狭心症だといっても、それを治すことはできない場合が多いのです。まして救急で蘇生することがほとんどできません。そういった訓練をしていないからです。

インターン制度がないから、学生のころに各科の診療を見ているだけで、実際に手をかけてやったということがないわけです。そういう意味では何でもできる医者にはなっていないのです。こうした教育システムがその後、何十年と続いてきたのです。

★１９９０年頃から診療体制の流れが変わった

見直される綜合診療

どの大学でも医学部は専門医至上主義の傾向がありました。

しかし、一〇年ほど前から変化の兆しが現れました。

一九九〇年頃から、開業する医師すなわち町中の医師が幅広い診療ができないと患者さんが非常に難儀することが分かってきたのです。患者さんは医師にいろいろな相談ができないからです。

もちろん専門医は専門医である多くの利点があるのですが、専門医に行く前に、振り分けてくれるというか、患者さんの症状を判断して、どの科にいけばいいのか、的確な指示やアドバイスをする必要性が指摘されたのです。

いわゆる昔の家庭医とかファミリードクターの存在価値がクローズアップされました。家庭医は何でも知っていないとまずい。全診療科を知る医者が必要だということになったのです。

アメリカは日本より早く盛んに行なっています。ですから医者になって入るときに「ジェネラリスト」すなわち一般医という講座ができたわけです。そして昨今になって、多くの病院で「綜合診療科」が設置されはじめています。

この綜合診療への動きはアメリカでは以前から始まっていました。日本の場合は九〇年過ぎにそれが再認識されました。

総合診療科というのは、一応何でも診るということです。最初にたとえば頭が痛いという患者さんがみえた場合に、痛みが単なる頭痛なのか、脳出血で痛いのか、目から来る痛みか、首からくる痛みか、正しい診断をするにはいろいろな振り分けをしないといけないのです。その症状が自分で治せる範囲なら応じます。必要であれば専門医に紹介するといった治療の流れをつくっています。

医学生はそのような総合診療科の勉強をすれば卒業して開業してもそういった対応ができるわけです。このような総合診療科を勉強した医師を別名「一般医」または「家庭医」ともいいます。

最初の志望は「消化器外科」だった

私の場合は卒業で自分の方向を決めないといけないという話になったとき、当然、父が消化器外科をやっていましたし、開業医でしたから、私は消化器外科に行くつもりでした。外科に入ってレジデントをやって、専門は消化器外科にしようと決めてました。ところが卒業と前後して「町病院」の附近の区画が整理の対象になりました。

町病院の前は国道一号線（旧東海道）で、隣は昔保土ヶ谷宿場の本陣でした。町病院はその隣接地を借りていたのですが、その道の交通量が増えて道幅を拡げました。また裏手を流れる川も改修が行なわれました。そのため借りている土地が三分の一ぐらい取られてしまい、病院がそのまま建っていられなくなりました。

父はそこで建て替えないといけないことになり、建物も高いビルにして、信託にして、下を病院にし上の階を今で言う老人ホームにしようというプランを作ったのです。いわゆるケアマンションにして貸す方法を考えていたのです。この点、時代を先取りしていたわけで、今にして思えば大したものでした。

そんな発想は、今でこそ当たり前ということですが、あのころはそんなことを考える人はだれもいませんでした。ところが全部設計を終わった段階で、父が身体を壊してしまい、計画が実行できなくなりました。これはちょうど私が卒業のときになります。私は外科に入るつもりだったのですが、外科に行く意味がなくなってしまったのです。病院がなくなってしまったからです。

「町医院」の閉院が医師としての岐路になった

それでも当時は外科系を選択しようと考えていました。が、結局、私が麻酔科を選択したのは父が行なったある手術を見たおかげでした。

当時、胃がんなどの手術の麻酔は脊椎に薬を入れて半身を麻酔させる「脊椎麻酔」が主流でした。そのうえに「笑気ガス」という軽くポーッとなる麻酔ガスを併せて使っていました。

脊椎麻酔で胃がんの手術を行なうというのは今では到底想像できませんが、麻酔させる範囲が呼吸をする肺の範囲まで及ぶため息苦しく、血圧も下がります。父は手術をしながら、昇圧剤という血圧が下がったときに血圧を上げる薬を使って、血圧を上げながら手術していました。

今の全身麻酔というのは何時間でも、ガスを流していたら寝ているわけですから、麻酔が切れることはないわけで、手術が終わったらガスを切れば麻酔が覚めるわけです。しかし、あのころの脊椎麻酔では、その薬がだんだん切れていくわけですから、切れる前に手術が終わらないといけないので、大変な技術が必要なのです。二時間ぐらいの間に終わらないといけない。胃がんの手術を二時間でやるというのは大変です。

そのとき私は麻酔の果す役割の大きさを実感しました。

大学で麻酔学というのを習っていると、学校の中では立派なガス麻酔というのがありました。管を口から肺に入れて、麻酔をさせれば管理が何時間でもでき、なおかつ血圧とか呼吸の管理も十分できました。外科の手術をやるには麻酔科の医者というのが当然必要だというのが、だんだん定着してきた時代です。

そんなこともあって、その後、病院を再開するにしても、必要だろうと思ったのです。麻酔は全身管理ですから、身体全部のことを診るという必要もあると考え、これは勉強にもなると思いました。このような状態で病院の閉院がありましたが、大学の先生に相談したうえで、麻酔科を選ぶことになりました。

★東洋医学との出会い、そして「麻酔」から「ペイン・クリニック」へ

父の影響で韓国と中国の鍼灸理論を学ぶ

その当時、父は人生の転機を感じたのではないかと思います。韓国、中国、に出向いて東洋医学を勉強に行きました。もちろん病院を閉院してからですが、将来、東洋医学が役立つと思ったのでしょう。

おそらく父は自分がやってきた医学というものに対しての疑問もあったのだと思います。要するにただ切るだけの医学というのは疑問もあったろうし、将来的に外科をやめて内科医となるなら、東洋医学的な発想で、人間を見て治さないといけないというふうに思ったのでしょう。

東洋医学のうち漢方薬については当時、まだ煎じ薬といって、漢方薬を煮出す方法しかありませんでした。それを勉強して、鍼灸も勉強してきました。その他純金をのばして糸のようにして、それを短く切ってツボに入れる独特の治療法を学んできました。この金鍼療法というのを父が修得し、医療技術として、日本に持ち帰ったのです。

それは父にとって医師としての再出発でした。それはちょうど今の私より若い五四歳ぐらいのときでした。当時私は麻酔科の勉強をしていましたが、父が東洋医学を応用した開業を始めたことで強い影響を受けました。

ちょうどそのころ日本でも鍼麻酔というのが流行っており、麻酔科の私も興味があり、父のところで勉強しはじめました。実際に鍼灸による治療は腰痛、肩こり、そういった筋肉に由来した症状に非常によく効きました。

薬はもともとオーダーメードであるべきだ

父の開業と前後して日本医師会の会長に武見太郎という人が就任しました。武見氏は厚生省（当時）との話し合いの席で漢方薬を保険扱いでやらなければ、これからの日本はないと主張しました。

それまで漢方薬は保険扱いではなく、費用も高かったのです。また中国と同じように煎じ薬でした。その頃、某メーカーの研究所が、フリーズドライ製法すなわち瞬間冷凍乾燥という方法を利用して、煎じ薬を粉にする方法を開発しました。それに加えて武見氏の貢献もあり漢方薬が保険適用になったということで、漢方薬は爆発的に普及しました。

当時、伊藤清久先生という千葉の漢方の名医が痛みの漢方治療を得意としていることを聞いた私はそこで伊藤先生のところに弟子入りし、神経痛を中心とした漢方薬の処方を勉強しました。一方、大学の外来では痛みの治療すなわちペイン・クリニックを学びました。現在、順天堂大学ペイン・クリニック研究室の教授である宮崎東洋先生が私の恩師であり、ペイン・クリニックの基礎と臨床を徹底的に教えてくださいました。

その中で徐々に自分が好きな分野がわかってきたようで、私の興味は麻酔からペイン・クリニックにだんだん比重が移っていきました。

ついに「ペイン・クリニック」の開業へ

医師になったのは二五歳のときで、もちろん自分ですぐ開業しようと考えたわけではありません。私の先輩の鎌野俊彦先生が「元麻布クリニック」の初代院長です。

その鎌野先生が郷里の四国宇和島に帰られることになり、二代目院長として整形外科医の須田均先生という方が跡を継ぎました。鎌野先生も須田先生も整形外科でしたが、併せて鍼灸や漢方を得意としていました。

そこで須田先生の開業に合せて、大学のなかで鍼灸をやれる医者で、しかも漢方もやれる医者がいないかということで、私に白羽の矢がたちました。そして私が三代目の院長になりました。大学を卒業して一三年目、三八歳のときでした。

院長を継いだ当初は整形外科の患者さんが主ですから主には整形疾患で鍼をやったり、温めたり、痛む所に痛み止めの注射をしたりという毎日でした。その頃は「交感神経ブロック」のような注射をして治すなどということはとんでもなかった時代です。痛い思いまでして、痛みをとるのか……という感じで、とても受け入れられる状況ではありませんでした。そんなわけで最初の三年間ぐらいは、いわゆるペイン・クリニックらしいことはできなかったのです。

腰痛症などは「交感神経ブロック」して割と劇的に治りますから、絶対治るなと思う症状の患者さんに一生懸命お話をして、腰の注射をしました。そうするときちんと治るわけです。そういうことをやってだんだん患者さんに信用してもらって、ペイン・クリニックを広めていきました。

現在、開業一七年目になりますが、ペイン・クリニックの普及は当時からすれば目を見張るものがあります。しかし、他の診療科の発展と比較してみると、まだまだ認知度の点ではようやく陽が昇った程度と考えています。

★私の願い

運動器官の回復を国家的な課題にしよう

ここで少し私が今、願っていることを申しあげたいと思います。

日本の三大死因は「がん」と「脳卒中」そして「心筋梗塞」です。いずれも怖い病気で、最近では多くの方が検診も定期的に受けたり、予防薬が発達しています。それでもまだ足りず、生活習慣病を中心にして、今、国と民間を挙げていろいろな努力をしています。

その成果はそれなりに実を結んできています。しかし寿命が延びて、今や人生八〇年になりましたが、それに伴って運動器官といいますか、骨とか筋肉とか関節、そういったものは当然老化現象で痛むようになり、しかも運動不足が禍して、痛み・しびれなどの症状に悩む人が急増しつつあります。

これは運動器官の退化に原因があります。

現在、生活習慣病を克服しつつあるにもかかわらず、身体が痛いという人が増えているのは、これは結果的に「運動器管」に対する予防医学がなかったためです。運動器に対する予防という考え方がなかったからです。

大半の人が「運動器官」がネックになって、あるときにバタッと病気に倒れるのです。旅行に行こうと思ったら、ひざが痛いとか、どこか今度食べに行こうと思ったら、足が動かないとか、ゴルフができると思ったら腰が痛いとか、そういうことに気がつくわけです。これは予防をしていなかったから起きてくるのです。こうした症状は総じて老化現象が絡んでいます。

これからの時代は整形疾患の骨とか筋肉に関しての予防医学をしないと、それも単なる個人に任せるのではなく、カリキュラムを組んで、国家戦略でやらないとだめだと思います。いいかえれば今、内科の生活習慣病でやっているのと同じようなことをやらないと、結局質のいい老後はないということです。

もし運動器官の回復に対する組織的な取り組みに遅れが出たら、質のいい生活は期待できません。結局、そのためにつまらない人生になってしまうのです。

国家戦略として何年かの計画で系統立てて行なうべきです。四十代の中年初期の頃から、たとえば趣味が家の中で絵を描くのが好きな人でも、必ず週末とか、雨が降っているときにもなるべく歩いて運動しなさいというアドバイスを医師がもっと積極的にすべきです。さらにそれをカリキュラムを組んでやらせないといけないのです。

ある意味では、歩くなどの運動のおもしろさを教えるということです。もし、それを苦痛と感じるのであれば、楽しいことをさせて、なおかつそれが将来の自分の予防になるんだということを教えていかないといけないのです。私は「ペイン・クリニック」に来る患者さんたちを見ていて、いかにそういった人たちが苦労しているかよくわかるのです。

ペイン・クリニックを一刻も早く「標榜科」にしなければならない

先に触れましたが「ペイン・クリニック」という診療科はまだまだ一般によく知られていません。実際、多くの症状や病気の治療に大きな貢献をしているにもかかわらず、評価がきわめて低い印象があります。

これは「ペイン・クリニック」が脇役扱いされているからです。専門的な話ですが、「外科」とか「内科」を標榜する科を「標榜科」といいます。これは世の中に認知された診療科です。ふしぎなことにこれらの診療科と同じように「ペイン・クリニック科」は認められていないのです。この「標榜科」は厚生労働省が決めて、看板を出していいですよということを認めるのですが、一刻も早く認めるべきだと確信します。「ペイン・クリニック科」というのを標榜することは、一〇年以上前よりずっと厚生労働省と交渉していますそれがどうして通らないのだろうと不思議でなりません。理由としては、当初「標榜科」は横文字がなじまないということだったのですが、これはとっくにクリアされました。その後、今言われているのは、国民が認知しないといけないということです。「リハビリテーション科」は国民が認知したので認められました。「ペイン・クリニック」といわれてわかる人は、まだ少ないのではないですかというわけです。本当にそうでしょうか。

確かに地方へ行くと「ペイン・クリニック」の認知度は低いかも知れません。しかし、ある程度テレビを見ている人とか、都会の人たちは、かなりの人数の人が「ペイン・クリニック」は何かということを知っています。まして自分が痛みを経験した人では、よく知られています。先刻承知です。

今はインターネットが発達していろんなことで見て、何とか病気を治したいというときに、必ず出てくるのが、「ペイン・クリニック」という言葉です。そういったことを知っている人は、すごく増えていると思います。その辺のところが、どういう基準なのかなというのがはっきりしない点が不満です。正式にはペイン・クリニックが日本医学会の仲間に入り、独立法人化することも前提になるでしょう。

しかも「ペイン・クリニック」は標榜することによっていわゆる発展もあるし、それを説明する義務も出てくるのです。ペイン・クリニックを世の中に知らせて知らしめていくような説明努力が必要です。それはもう医師の側の責任であると思います。これを知らしめることによって、多くの人の苦痛を和らげる社会的な効果が高まるものと心から信じています。

あとがき

この本の中でのキーワードは、ペイン・クリニック・メンタルケア・東洋医学です。現代のようにストレスに囲まれながら、難しい人間関係をこなしつつめまぐるしく変わる社会情勢の中で生きていくためには、身体と心を癒し緊張をほぐすことが欠かせません。

すなわち身体と心をやわらかくすることが必要です。日本人の大好きな温泉に入ったり、自然の中で過ごしたり、時間のない人はひとときのマッサージを受けたりします。しかしそれまでの自分が過ごしてきた環境や生き方の問題ですでに病気の状態になってしまった方たちには、このような方法で身体と心の緊張を取り去ることは困難です。

自分で柔らかな身体と心を維持できるような状態にまで戻してあげることが必要です。ペイン・クリニック・メンタルケア・東洋医学にはこの力があります。

それぞれ人によって組み合わせは違いますが、副作用や身体の犠牲を伴うことなくこの三つによって目標が達せられるに違いありません。そして皆さんが自分の生活を質の高い快適な状態に保てるようにお手伝いできればこの上ない幸せです。

２００３年6月14日

町　俊夫

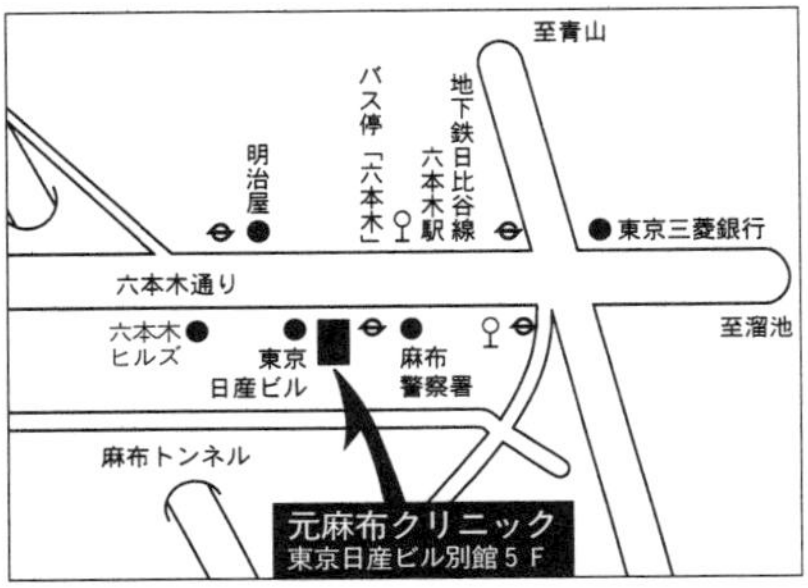

医療法人 社団 順仁会
元麻布クリニック
東京都港区六本木 6-2-33
東京日産ビル別館 5 F
☎ 03-3401-6103

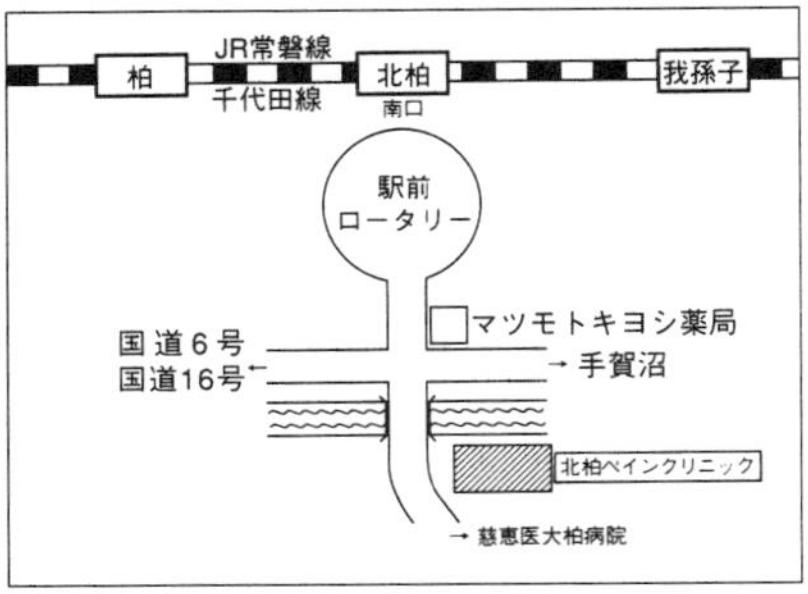

医療法人 社団 順仁会
北柏ペインクリニック
千葉県柏市柏下 306-1
☎ 04-7166-3338

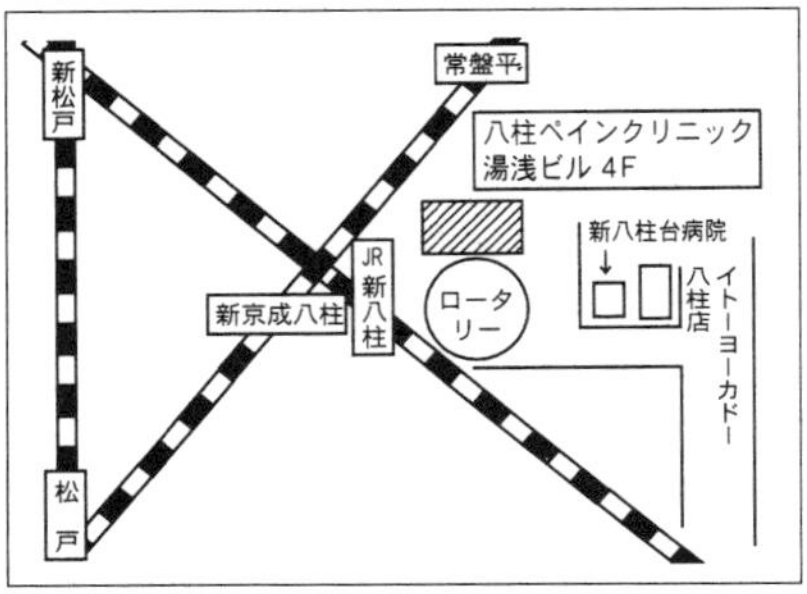

医療法人 社団 順仁会
八柱ペインクリニック
千葉県松戸市日暮 1-1-6
湯浅ビル 4 F
☎ 047-311-6710

著者紹介

町　俊夫（まち　としお）

医学博士、元麻布クリニック院長。港区医師会会員。

1948年　横浜生まれ

1973年　順天堂大学医学部卒業

1979年　麻酔指導医認定、同科講師

1985年　医学博士

1986年　東京都港区元麻布に元麻布クリニック開業

1990年　医療法人社団　順仁会　元麻布クリニック開設

1997年　同　北柏ペインクリニック開設

2000年　同　八柱ペインクリニック開設

所属団体：日本麻酔学会、日本疼痛学会、International Association for the Study of Pain、日本ペイン・クリニック学会、日本医療情報学会、日本ストレス学会など。

「診察科目」　ペイン・クリニック科・整形外科・内科・心療内科

住所　〒106-0032　東京都港区六本木6-2-33　東京日産ビル 別館５階
Tel 03-3401-6103　Fax 03-3401-7955
URL　http://www.pain.ne.jp/machi

こんなになおる!! Dr. 町のペインクリニック

2003年7月23日　初版第1刷発行

著　者　町　　俊夫

発行者　石澤雄司

発行所　株式会社 星和書店

東京都杉並区上高井戸 1-2-5 〒168-0074
電話　03(3329)0031(営業部)／(3329)0033(編集部)
FAX 03(5374)7186

　Printed in Japan　ISBN 4-7911-0509-5